Julia Böcker

# Emotionsfokussierte Therapie

*Reihe*
*Therapeutische Skills kompakt*
*Band 15*

AF645134

www.junfermann.de

blogweise.junfermann.de

www.facebook.com/junfermann

twitter.com/junfermann

www.youtube.com/user/Junfermann

www.instagram.com/junfermannverlag

JULIA BÖCKER

# EMOTIONSFOKUSSIERTE THERAPIE

Junfermann Verlag
Paderborn
2018

Copyright © Junfermann Verlag, Paderborn 2018
Coverfoto © ArtesiaWells – istockphoto.com

Covergestaltung / Reihenentwurf Junfermann Druck & Service GmbH & Co. KG, Paderborn

Satz & Layout Junfermann Druck & Service GmbH & Co. KG, Paderborn

Alle Rechte vorbehalten.

Das Werk einschließlich aller seiner Teile ist urheberrechtlich geschützt.
Jede Verwendung außerhalb der engen Grenzen des Urheberrechtsgesetzes ist ohne Zustimmung des Verlages unzulässig und strafbar.
Dies gilt insbesondere für Vervielfältigungen, Übersetzungen, Mikroverfilmungen und die Einspeicherung und Verarbeitung in elektronischen Systemen.

Bibliografische Information der Deutschen Nationalbibliothek

Die Deutsche Nationalbibliothek verzeichnet diese Publikation in der Deutschen Nationalbibliografie; detaillierte bibliografische Daten sind im Internet über http://dnb.d-nb.de abrufbar.

ISBN 978-3-95571-731-5

*Dieses Buch erscheint parallel als E-Book*
*ISBN: 978-3-95571-732-2 (EPUB), 978-3-95571-734-6 (PDF), 978-3-95571-733-9 (MOBI).*

# Inhalt


Vorwort .......... 9
Einleitung .......... 13

**TEIL I: THEORETISCHE GRUNDLAGEN DER EMOTIONSFOKUSSIERTEN THERAPIE (EFT)** .......... 17

**1. Historische Wurzeln und Grundkonzepte der EFT** .......... 19
1.1 Humanistische Psychotherapie .......... 20
1.2 Gesprächspsychotherapie .......... 21
1.3 Focusing .......... 23
1.4 Gestalttherapie .......... 24
1.5 EFT und Neohumanismus .......... 25

**2. Neuroaffektive Grundlagen** .......... 28
2.1 Emotionen .......... 28
2.2 Somatische Marker .......... 30
2.3 Emotionale Schemata .......... 30
2.3.1 Was unter einem Schema zu verstehen ist .......... 30
2.3.2 Wie Schemata dysfunktional werden können .......... 32
2.3.3 Weshalb sich Schemata nicht so leicht verändern .......... 33

**3. Theorie über die menschliche Funktionsweise** .......... 35
3.1 Dialektischer Konstruktivismus .......... 35
3.2 Dysfunktion aus Sicht der EFT .......... 37
3.2.1 Mangel an emotionalem Gewahrsein .......... 38
3.2.2 Schwierigkeiten bei der Bedeutungskonstruktion .......... 39
3.2.3 Störungen der Emotionsregulation .......... 40
3.2.4 Schemagebundene Dysfunktion .......... 41

**4. Emotionen im Prozess der Therapie** .......... 44
4.1 Die verschiedenen Emotionstypen und der therapeutische Umgang mit ihnen .......... 44
4.1.1 Primär adaptive Emotionen .......... 45

4.1.2 Primär maladaptive Emotionen .......... 46
4.1.3 Sekundär reaktive Emotionen .......... 47
4.1.4 Instrumentelle Emotionen .......... 47
4.2 Möglichkeiten, die Emotionstypen voneinander zu unterscheiden .......... 48

**5. Die emotionalen Verarbeitungsprozesse der Klienten** .......... 50
5.1 Reflexion .......... 50
5.2 Transformation .......... 51
5.3 Emotionale Produktivität .......... 52

**6. Therapeutische Fertigkeiten und Prinzipien** .......... 61
6.1 Wahrnehmungsfertigkeiten .......... 61
6.1.1 Die Fähigkeit, die emotionale Aktivierung wahrzunehmen .......... 62
6.1.2 Die Fähigkeit, den Emotionstypus zu erkennen .......... 62
6.1.3 Die Fähigkeit, die Art der emotionalen Verarbeitung wahrzunehmen .......... 63
6.1.4 Die Fähigkeit, die Erlebenstiefe wahrzunehmen .......... 65
6.1.5 Die Fähigkeit, sich vom Schmerzkompass leiten zu lassen .......... 65
6.2 Handlungsprinzipien .......... 66
6.2.1 Folgen und Leiten .......... 66
6.2.2 Einigkeit über Ziele und Aufgaben .......... 66
6.2.3 Aufgaben vorschlagen und zu Ende führen .......... 67
6.2.4 Selbstentwicklung und Selbststärkung fördern .......... 67
6.2.5 Emotionales Erleben vertiefen .......... 68

**7. Die therapeutische Allianz** .......... 71
7.1 Die Präsenz der Therapeutin .......... 72
7.2 Komponenten von Präsenz .......... 73
7.2.1 Die Grundlage für Präsenz schaffen .......... 74
7.2.2 Der Prozess der Präsenz .......... 76
7.3 Selbstöffnung des Therapeuten .......... 79

**8. Eine zusammenfassende Darstellung: Therapeuten als stellvertretende Informationsverarbeiter** .......... 83

**TEIL II: PRAKTISCHE GRUNDLAGEN DER EMOTIONSFOKUSSIERTEN THERAPIE** ... 87

**9. Der therapeutische Prozess** ... 89
9.1 Therapiephasen ... 89
9.2 Narrative: Wie Klienten über sich und ihre Probleme sprechen ... 91
9.3 Fallformulierung, (Makro-)Marker und Aufgaben ... 93

**10. Dialogische Interventionen** ... 98
10.1 Empathie ... 99
10.1.1 Empathisches Verstehen ... 101
10.1.2 Empathisches Bestätigen ... 103
10.1.3 Empathische Exploration, Passfragen und Prozessbeobachtungen ... 105
10.1.4 Evokatives Spiegeln ... 108
10.1.5 Empathisches Vermuten ... 108
10.1.6 Empathisches Zurückfokussieren ... 109
10.2 Focusing bei einem unklaren oder abwesenden Felt Sense ... 110
10.2.1 Das zugrunde liegende Verarbeitungsproblem ... 110
10.2.2 Marker ... 111
10.2.3 Wobei wir Klienten unterstützen möchten ... 111
10.2.4 Das therapeutische Vorgehen ... 112
10.2.5 Worauf zu achten ist ... 117
10.3 Systematisches evokatives Erschließen bei problematischen emotionalen Reaktionen ... 117
10.3.1 Das zugrunde liegende Verarbeitungsproblem ... 118
10.3.2 Marker ... 119
10.3.3 Wobei wir Klienten unterstützen möchten ... 120
10.3.4 Das therapeutische Vorgehen ... 120
10.3.5 Worauf zu achten ist ... 125
10.4 Empathisches Bestätigen bei Vulnerabilität ... 125
10.4.1 Das zugrunde liegende Verarbeitungsproblem ... 125
10.4.2 Marker ... 126
10.4.3 Wobei wir Klienten unterstützen möchten ... 126
10.4.4 Das therapeutische Vorgehen ... 126
10.4.5 Zur Selbstreflexion ... 128

**11. Die Arbeit mit Stuhl-Dialogen** ..... 129
11.1 Der Zwei-Stuhl-Dialog: die Arbeit mit konflikthaften Spaltungen am Beispiel selbstkritischer Prozesse ..... 129
11.1.1 Das zugrunde liegende Verarbeitungsproblem ..... 130
11.1.2 Marker ..... 132
11.1.3 Wobei wir Klienten unterstützen möchten ..... 132
11.1.4 Das therapeutische Vorgehen ..... 133
11.1.5 Worauf zu achten ist ..... 140
11.2 Der Leere-Stuhl-Dialog: die Arbeit mit unabgeschlossenen Themen (Unfinished Business) ..... 142
11.2.1 Das zugrunde liegende Verarbeitungsproblem ..... 142
11.2.2 Marker ..... 145
11.2.3 Wobei wir Klienten unterstützen möchten ..... 145
11.2.4 Das therapeutische Vorgehen ..... 146
11.2.5 Worauf zu achten ist ..... 150
11.3 Die Zwei-Stuhl-Inszenierung: die Arbeit mit selbstunterbrechenden Spaltungen ..... 151
11.3.1 Das zugrunde liegende Verarbeitungsproblem ..... 152
11.3.2 Marker ..... 153
11.3.3 Wobei wir Klienten unterstützen möchten ..... 154
11.3.4 Das therapeutische Vorgehen ..... 154
11.3.5 Worauf zu achten ist ..... 157
11.4 Selbstberuhigungs- oder Selbsttröstungsdialog bei emotionalem Leiden ..... 158
11.4.1 Das zugrunde liegende Verarbeitungsproblem ..... 158
11.4.2 Marker ..... 159
11.4.3 Wobei wir Klienten unterstützen möchten ..... 160
11.4.4 Das therapeutische Vorgehen ..... 160
11.4.5 Worauf zu achten ist ..... 162

**12. Rationale** ..... 164

**13. Indikation und Kontraindikation** ..... 167

**14. Forschung** ..... 168

**Literaturverzeichnis** ..... 171
**Index** ..... 175

# Vorwort

Das vorliegende Buch zeigt: Die Emotionsfokussierte Therapie (EFT) ist dabei, sich in Deutschland zu etablieren. Das ist erfreulich, denn sie bietet etwas, was andere Psychotherapieverfahren in dieser Form nicht bieten: eine klinische Emotionstheorie und eine Theorie emotionaler Veränderung, die erlauben, systematisch mit Emotionen zu arbeiten. Gewiss, andere Verfahren arbeiten auch mit Emotionen. Die allermeisten betrachten Emotionen jedoch nicht als wichtigste Triebkraft therapeutischer Veränderung, und kein anderer therapeutischer Ansatz hat die Rolle von Emotionen im Therapieprozess und den therapeutischen Umgang mit Emotionen so systematisch erforscht wie die EFT. Dies ist das große Verdienst der Arbeitsgruppe um Leslie S. Greenberg mit Robert Elliott, Jeanne Watson, Rhonda N. Goldman und Sandra Paivio als ihren prominentesten Mitgliedern. Ihre sorgfältige theoretische Fundierung und empirische Bestätigung erklären, weshalb sich vor allem Kolleginnen und Kollegen aus Kreisen der Kognitiven Verhaltenstherapie (KVT) für EFT interessieren. Denn gerade in der KVT wurden Emotionen in der Theorie, Praxis und Forschung traditionell eine untergeordnete Rolle beigemessen. Die dadurch entstandene Lücke verspricht die EFT zu schließen. Das Interesse aus Kreisen der KVT zeigt sich unter anderem darin, dass die Mehrheit der Kolleginnen und Kollegen, die unsere Weiterbildungsangebote in EFT wahrnehmen, einen verhaltenstherapeutischen Hintergrund haben. Zudem gibt es gegenwärtig einige Forschungsbemühungen mit dem Ziel, EFT-Prinzipen und -Interventionen in ein kognitiv-verhaltenstherapeutisch geprägtes Behandlungskonzept zu integrieren. So z. B. die Arbeitsgruppen um Prof. Martin Grosse-Holforth in Zürich und um Prof. Franz Caspar in Bern. Dies ist eine schöne Entwicklung, über die wir uns freuen.

Mitunter ist der Enthusiasmus aus Kreisen der KVT so groß, dass die EFT der Dritten Welle der Verhaltenstherapie zugerechnet wird. Dazu zählt sie freilich nicht. Zum einen, weil der Fokus der Verfahren der Dritten Welle nicht auf Emotionen liegt, sondern auf Achtsamkeit, Akzeptanz oder der Arbeit mit ungünstigen Beziehungsmustern, und zum anderen, weil die EFT ein erlebensorientiertes, humanistisches Verfahren ist. Die erlebensorientierten, humanistischen Wurzeln der EFT drücken sich vor allem in zwei Grundannahmen aus:

1. Die therapeutische Beziehung ist an sich heilsam; sie ist nicht nur Mittel zum Zweck, sondern Ziel an sich.
2. Die Selbstexploration subjektiven (emotionalen) Erlebens ist die zentrale Quelle therapeutischer Veränderung.

Diese Grundannahmen verwirklichen sich in der therapeutischen Praxis in einer charakteristischen therapeutischen Haltung und der prozessorientierten Arbeit von einem Moment zum nächsten. Diese Haltung bzw. bestimmte Art und Weise, mit Klienten zu sein, könnte man annäherungsweise mit „Gegenwärtigkeit", „empathischer Einstimmung auf emotionales Erleben", „Echtheit" oder „unbedingter Wertschätzung (für Erleben im Unterschied zu Verhalten)" beschreiben – wobei alle Aspekte zugleich verwirklicht werden sollen. Nur sie erlaubt Klienten, ihr emotionales Erleben sich selbst und ihrem therapeutischen Gegenüber zu offenbaren, es zu erforschen und sich dessen Bedeutungen zu erschließen. Und diesen Prozess wiederum kann man nur fördern, indem man ihn Moment für Moment begleitet, weil sich emotionales Erleben und der Prozess der Bedeutungsbildung eben von einem Moment zum nächsten entfalten.

Ihre Haltung und Prozessorientierung sind es, die EFT ausmachen und von der sich die Teilnehmer der EFT-Weiterbildungen neben der emotionalen Veränderungstheorie und der spezifischen therapeutischen Vorgehensweise angesprochen fühlen. Ohne sie wäre die EFT nur eine Ansammlung von Techniken und entfaltet nicht ihre volle Wirksamkeit. Dies ist aus unserer Sicht bei der Integration von EFT mit anderen Ansätzen wie tiefenpsychologischen, systemischen oder eben kognitiv-verhaltenstherapeutischen Ansätzen zu berücksichtigen. Die Haltung der EFT und ihre Prozessorientierung sind es auch, welche Julia Böcker in diesem Buch eindrücklich zum Ausdruck bringt und die durch jede Zeile dieses Buches hindurchscheinen.

Weder das Fokussieren auf das Erleben von Klienten noch die Art der Beziehungsgestaltung oder ihre Orientierung am Prozess noch viele ihrer Vorgehensweisen hat die EFT „erfunden". Sie verdankt viel den traditionellen erlebensorientierten Verfahren, insbesondere der Gestalttherapie, der Personzentrierten Therapie und der focusingorientierten Therapie. Sie ist aus ihnen entsprungen, und es werden gute Argumente vorgebracht, sie weiterhin diesen Verfahren zuzuordnen.

Aus unserer Sicht besteht der besondere Beitrag der EFT darin, humanistische, erlebensorientierte Theorien, Vorgehensweisen und Prinzipien auf

Emotionen zuzuschneiden, mit den aktuellen Erkenntnissen der affektiven Neurowissenschaften, moderner Emotionstheorie und der Psychotherapieprozess- und Ergebnisforschung zu verbinden, zu systematisieren und durch kontinuierliche Forschung weiterzuentwickeln. Dies verleiht ihr in unseren Augen ein Alleinstellungsmerkmal innerhalb der Psychotherapielandschaft. So bietet sie eine integrative Rahmentheorie für das Arbeiten mit Emotionen, die von anderen therapeutischen Schulrichtungen aufgegriffen werden kann.

Das vorliegende Buch von Julia Böcker bietet eine kurzweilige, anregend geschriebene, praxisorientierte Einführung in die Emotionsfokussierte Therapie.

Wir wünschen Ihnen viel Spaß beim Lesen dieses Buches und bei der Beschäftigung mit diesem Verfahren.

München, im Frühjahr 2018 *Lars Auszra* und *Imke Herrmann*

# Einleitung

„Das Gras wächst nicht schneller, wenn man daran zieht."

(Afrikanisches Sprichwort)

In zahlreichen Einführungskursen zur Emotionsfokussierten Therapie (EFT) werden ihr großes Interesse und Offenheit entgegengebracht. Einerseits interessieren sich die Teilnehmer und Teilnehmerinnen für Möglichkeiten, Emotionen in ihren Klientinnen und Klienten zu aktivieren, dann aber auch für die Vermittlung des Handwerkszeugs, um mit Emotionen hilfreich umgehen zu können.

Wenn ich in diesen Kursen Lehrvideos zeige, sind die Teilnehmerinnen und Teilnehmer oft skeptisch, ob die differenzierte Aktivierung von Emotionen mit Hilfe von Stuhl-Dialogen – Sie werden im zweiten Teil des Buches mehr darüber erfahren – tatsächlich gelingt: „Und das soll funktionieren oder echt sein? Das sind doch Schauspieler! Das kann doch nicht sein, dass man sich auf dem jeweils anderen Stuhl tatsächlich anders fühlt, dass man andere Gedanken und Handlungsimpulse hat?!" Wer dann aber bereit ist, sich in der Kleingruppenarbeit auf einen Prozess mit eigenen Themen einzulassen, ist erstaunt: „Doch, es macht einen Unterschied! Ich habe deutlich gespürt, dass ich mich anders gefühlt und auch anders gedacht habe. Aber es war auch wichtig, dass ich einfühlsam dabei begleitet wurde."

Die EFT ist mehr als eine Zusammenstellung hilfreicher Interventionen, die nach einem manualisierten Schema angewendet werden. Als den humanistischen Psychotherapieverfahren zugehörig, stehen das Vertrauen auf menschliche Wachstumstendenzen sowie die therapeutische Beziehung an erster Stelle. Um Wachstumsprozesse zu fördern, ist es die Aufgabe von Therapeutinnen und Therapeuten, basierend auf einer wertschätzenden, Sicherheit gebenden therapeutischen Allianz, Erlebensprozesse von Klienten und Klientinnen anzuregen und zu begleiten. Das Ziel ist, einen emotionalen Verarbeitungsprozess zu fördern, mit dessen Hilfe sie nützliche Informationen aus ihren Emotionen ziehen können. Über Emotionen, gerade auch über die schmerzhaften, lernen wir Menschen unsere zentralen Bedürfnisse kennen, die einen Kompass für die Gestaltung unseres Lebens und unserer Beziehungen bieten.

In diesem Buch ist es mir wichtig, sowohl die Haltung als auch die „Technik“, mit der wir arbeiten, um diesen Kompass zu entwickeln, lebendig werden zu lassen. Emotionsfokussiert zu arbeiten bedeutet, als Therapeutin und Therapeut präsent und kongruent zu sein, sich wertschätzend und akzeptierend in den therapeutischen Prozess einzubringen. Einerseits ist es wichtig, die EFT-spezifischen Konzepte verinnerlicht und so ein Handlungswissen darüber zu haben, welcher therapeutische Schritt als nächster sinnvoll ist, andererseits dürfen Therapeutinnen und Therapeuten von der Theorie nicht so eingenommen sein, dass sie hierüber ihre Präsenz und Empathie verlieren. Mehr noch als das theoretische Rahmenkonzept und individuelle Fallmodell leitet uns das im Hier und Jetzt der Sitzung stattfindende emotionale Erleben unserer Klientinnen und Klienten. Wir arbeiten von Moment zu Moment mit ihnen partnerschaftlich, lassen uns von ihren Themen und emotionalen Prozessen leiten, handeln aber auch prozessdirektiv, wenn es für die Veränderung emotionaler Verarbeitungsschwierigkeiten hilfreich und notwendig ist. Hierbei wiederum leitet uns die Maxime, dass wir nicht modifikatorisch, sondern transformatorisch im Tempo der Klientinnen und Klienten vorgehen. Wir ziehen nicht am Gras, sondern helfen ihm geduldig beim Wachsen.

Die EFT hat sich aus der Psychotherapieprozessforschung entwickelt, in der seit Rogers die Frage gestellt wird: Was genau sollte in einer Therapiesitzung passieren, damit sie einen erfolgreichen Verlauf für den Klienten oder die Klientin nimmt? Die theoretischen Konzepte zur menschlichen Funktionsweise, zu Dysfunktion und Veränderungstheorien beruhen auf diesen Forschungsergebnissen, in die Erkenntnisse aus der neuroaffektiven sowie Emotions- und Kognitionsforschung integriert werden. Es gibt eine umfangreiche Literatur über die Beforschung und Praxis der EFT sowie zu den neuroaffektiven und kognitiven Grundlagen. So ziemlich jede Quelle öffnet die Tür zu weiteren interessanten Artikeln oder Büchern und bemerkenswerten Persönlichkeiten. Sie alle zu berücksichtigen hätte nicht nur den Rahmen dieses Bandes gesprengt, sondern auch meine zeitlichen Ressourcen, die doch in erster Linie meinen Klientinnen und Klienten zugutekommen sollen. Sollte Ihr Interesse geweckt werden, sich intensiver mit der EFT zu beschäftigen, finden Sie am Schluss des Buches, abgesehen von der Literaturliste, hilfreiche Internetadressen.

## Zu diesem Buch

Das Buch gliedert sich in zwei Teile. Im ersten werde ich die Wurzeln der EFT, spezifische Konzepte wie den Dialektischen Konstruktivismus, das Verständnis von Dysfunktion, für den Therapieverlauf wichtige Emotionstypen, emotionale Verarbeitungsprozesse sowie zentrale Prinzipien therapeutischen Handelns beschreiben. Im zweiten Teil werde ich Interventionen, in der EFT als Aufgaben bezeichnet, beschreiben und anhand von kleinen Beispielen illustrieren.

Die Anwendung der EFT – wie letztendlich jeder Therapieform – lässt sich nicht theoretisch lernen, sondern erfordert einen ständigen Prozess des supervidierten und reflektierten Tuns und der Selbsterfahrung. Soweit es möglich und sinnvoll ist, habe ich zu einigen Themen Übungen oder Anregungen zur Selbstreflexion formuliert bzw. anderen Quellen entnommen. So hoffe ich, dass Sie während des Lesens neugierig darauf werden, das ein oder andere auszuprobieren.

Noch ein Wort zur Schreibweise: Zugegebenermaßen bin ich nicht den wirklich gendergerecht konsequenten Weg gegangen, dass Sternchen * zu nutzen, um jeglicher Geschlechtszugehörigkeit Rechnung zu tragen. Ich habe mich, abgesehen von der Einleitung, entschieden, im Singular abschnitts- oder kapitelweise abwechselnd die männliche oder weibliche Form, im Plural nur die männliche Form zu verwenden.

Zum Kürzel EFT: Dieses bezieht sich ausschließlich auf die Emotionsfokussierte Therapie, so, wie es im internationalen Sprach- und Schreibgebrauch üblich ist. Die Emotion Freedom Technique, die sich ebenfalls mit EFT abkürzt, ist an keiner Stelle meiner Ausführungen gemeint.

## Dank

Bevor es für Sie nun losgeht, möchte ich mich bedanken:

Bei den Menschen, die zu mir als Klientinnen und Klienten in die Praxis kommen und mich ein Stück ihres Weges mitgehen lassen. Mit ihnen lerne ich viel über das Wohl und Wehe des Menschseins und die Möglichkeit zur Weiterentwicklung, die den Mut gibt, auch sehr schmerzhafte Gefühle zuzulassen. Lachen und Weinen liegen so eng beieinander.

Bei Lars Auszra und Imke Herrmann, die sich auf den Weg nach Toronto zu Leslie Greenberg gemacht haben und ihr Wissen und Können (nicht nur) nach Deutschland gebracht haben, um es weiterzugeben. Bei Leslie Greenberg, Rhonda Goldman, Robert Elliott, Sandra Paivio, Joanne Dolhanty, die weite Reisen auf sich nehmen, um die EFT zu lehren, und die gemeinsam mit vielen anderen dazu beitragen, die EFT weiterzuentwickeln.

Bei den Teilnehmerinnen und Teilnehmern der Kurse für ihre Offenheit, aber auch die zuweilen kritischen Fragen, die mir dabei helfen, nicht auf der Stelle stehen zu bleiben oder mich in Gewissheit zu üben.

Zu guter Letzt beim Junfermann Verlag für die Chance, dieses Buch zu schreiben, und hier insbesondere bei Frau Arnold für ihr hilfreiches, motivierendes Lektorat.

# Teil I

## Theoretische Grundlagen der Emotionsfokussierten Therapie (EFT)

# 1. Historische Wurzeln und Grundkonzepte der EFT

„Wir werden gut daran tun, zu erkennen, daß das Leben ein aktiver Prozess ist. Ob der Reiz von innen oder außen kommt, ob die Umwelt günstig oder ungünstig ist, das Verhalten eines Organismus wird immer darauf gerichtet sein, sich selber zu erhalten (und) zu entwickeln (...).“

(Carl Rogers)

Leslie S. Greenberg gilt als Begründer der Emotionsfokussierten Therapie. Er studierte zunächst Ingenieurswissenschaften, interessierte sich während dieser Zeit für den Existenzialismus und die Phänomenologie in Literatur und Philosophie. Während seiner Tätigkeit im Maschinenbau merkte er, dass er seine Arbeit nicht nur mit dem Verstand erledigte, sondern oftmals aus dem Bauch heraus Probleme löste. Dies weckte sein Interesse an der Psychologie. Bereits als Psychologiestudent an der York University in Toronto begann er eine Ausbildung in klientenzentrierter Therapie bei Laura Rice, die, bevor sie 1970 in der Psychotherapieausbildung und insbesondere Psychotherapieprozessforschung an der York University aktiv wurde, mit Carl Rogers zusammen in Chicago arbeitete. Greenberg lernte zudem Fritz Perls kennen und begann eine Ausbildung in Gestalttherapie bei Harvey Freedman, einem Schüler von Perls und Gründer des Gestaltinstituts Toronto. Diese Erfahrungen und Kontakte prägten Greenbergs Verständnis von Psychotherapie nachhaltig: Er erfuhr sowohl die positive Wirkung einer nicht an Bedingungen geknüpften, von Empathie getragenen therapeutischen Beziehung als auch die hilfreiche Wirkung der Aktivierung emotionalen Erlebens in der Therapiesitzung. In den 1980er-Jahren absolvierte er darüber hinaus Ausbildungen in systemischer und struktureller Familientherapie, was sein Interesse an der Entwicklung einer emotionsfokussierten Paar- und Familientherapie weckte und in ein gemeinsam mit Sue Johnson Ende der 1980er-Jahre geschriebenes Behandlungsmanual mündete.

## 1.1 Humanistische Psychotherapie

Die Emotionsfokussierte Therapie basiert auf und gehört entsprechend zu den humanistischen Therapieverfahren (HPT), die sich seit den 1940er-Jahren entwickelt haben. Die Entwicklungslinie der HPT beginnt bei der nondirektiven Therapie (heute Personzentrierte Therapie bzw. Gesprächspsychotherapie), verläuft über prozesserlebensorientierte Therapien wie Focusing und Gestalttherapie, umfasst Psychodrama, die Existenzanalyse / Logotherapie, die Transaktionsanalyse, Körpertherapien, die Integrative Therapie sowie die Pre-Therapy. Was verbindet diese Ansätze miteinander?

> „Erlebensorientierte Therapeuten teilen den Glauben an die einzigartige Fähigkeit des Menschen zu selbstreflexivem Gewahrsein sowie eine Theorie menschlicher Funktionsweise, in deren Zentrum die Einzigartigkeit des inneren Erlebens eines jeden Menschen und der speziellen Art, wie er Bedeutung konstruiert, steht." (Greenberg, Rice & Elliott 2003, S. 73)

Eine grundlegende Idee ist, dass in jedem Menschen das Bedürfnis sowie das Potential nach Wachstum innewohnen; in der Personzentrierten Psychotherapie und Gestalttherapie als Selbstaktualisierungstendenz, in der EFT als Wachstumstendenz bezeichnet. Das Ziel und der Weg der Therapie sind es, Klienten in einer angstfreien, von gegenseitiger Wertschätzung und Respekt getragenen Beziehung zu ermöglichen, sich selber zu erforschen und das innere (organismische) Erleben mit dem durch die Sozialisation entwickelten Selbstkonzept in eine wachstumsfördernde Beziehung zu setzen. Der Klient ist der Experte seines inneren Erlebens; der Therapeut der Wegbegleiter, der ihn dabei unterstützt, sich diesem zuzuwenden. Therapie ist dabei immer in den soziokulturellen Kontext eingebunden, da dieser zur Entwicklungsgeschichte einer Person beiträgt.

> „Der zentrale Fokus der HP [= Humanistische Psychotherapie, Anm. d. Autorin] ist auf die besondere Fähigkeit des Menschen gerichtet, in diesen Prozessen jeweils einmalige, kreative Lösungen dadurch zu finden, dass er sich als potentiell selbstreflexives Wesen vor dem Hintergrund einer sinnvoll verstandenen Vergangenheit stets im Hier und Jetzt auf eine ebenso als sinnvoll zu verstehende Zukunft hin entwerfen kann und entwerfen muss. Das Menschenbild bzw. die Anthropologie der HP hebt also hervor, dass es zum Wesen des Menschen gehört – also wesentlich ist –, sinnvolle Beziehungen zur Welt, zu anderen Menschen und zu sich selbst zu gestalten."
>
> (Kriz 2013, S. 66)

Die Vertreter und Anwender der humanistischen Psychologie und Psychotherapie beziehen philosophische Grundlagen mit ein, die sich auf die Phänomenologie und den Existenzialismus beziehen. Sie verstehen sich in ihrer Arbeit durchaus als gesellschaftskritisch. Elliott et al. (2008) führen aus,

> „daß (...) ein Teil der Probleme, mit denen sich die PE/EFT [prozesserlebens/emotionsfokussierte, Anm. d. Autorin] Therapie beschäftigt, durch das Aufwachsen in der westlichen Kultur verursacht wird. Dies sind insbesondere die Probleme der Missachtung von Emotionen und der Ungeduld mit psychischem Unwohlsein."
>
> (S. 23)

Im Folgenden umreiße ich grundlegende Ideen der Gesprächspsychotherapie, des Focusing sowie der Gestalttherapie. Diese sind der unschätzbare Nährboden und Ausgangspunkt der EFT, sowohl das Menschenbild als auch die therapeutischen Interventionen betreffend.

## 1.2 Gesprächspsychotherapie

Die Gründerpersönlichkeit C.R. Rogers wurde auf Umwegen Psychotherapeut und Therapieprozessforscher. Seinen eigenen Entwicklungsprozessen folgend, studierte er zunächst zwei Jahre Agrarwissenschaften, wechselte zu den Geschichtswissenschaften und schließlich zur Theologie mit dem Ziel, in den Kirchendienst einzutreten.

> „Daß Fragen über den Sinn des Lebens und die Möglichkeit einer konstruktiven Verbesserung des Lebens der Einzelnen mich wahrscheinlich immer interessieren würden, ahnte ich (...). Die Inhalte meines Glaubens hatten sich bereits stark verändert und würden es vielleicht weiterhin tun. Es schien mir eine furchtbare Vorstellung, sich zu einem Gefüge von Glaubensinhalten bekennen zu *müssen*, um im eigenen Beruf bleiben zu können. Deshalb wollte ich einen Arbeitsbereich finden, der mir die Freiheit der Gedanken beließ."
>
> (Rogers 2016, S. 24)

Er wechselte zur Psychologie, arbeitete in den 1930er-Jahren in verschiedenen Einrichtungen für Erziehungsberatung und Familientherapie als klinischer Psychologe und erhielt schließlich Professuren in Ohio und Chicago. In dieser Zeit waren die Psychoanalyse und Verhaltenstherapie in der klinischen Praxis verbreitet, der Behaviorismus dominierte die Therapieforschung.

Rogers beobachtete, dass seine Therapien insbesondere dann erfolgreich waren, wenn er nicht als Experte auftrat, sondern den Hilfesuchenden mit Wertschätzung und Interesse im Sinne eines Verstehenwollens gegenübertrat:

> „Ich habe Einzel- oder Gruppentherapie nicht effektiv gefunden, wenn ich versuchte, etwas in ein anderes Individuum einzupflanzen, das nicht in ihm vorhanden war, aber ich habe festgestellt, daß diese positive richtungsweisende Tendenz [Selbstaktualisierungstendenz, Anm. d. Autorin] konstruktive Resultate zeitigt, wenn ich die Bedingungen schaffen kann, die dem Wachstum förderlich sind."
>
> (Rogers 1986, S. 268)

Diese Erfahrungen motivierten ihn, sich genauer mit Therapieprozessen auseinanderzusetzen: Welches Therapeutenverhalten und welche Haltung gegenüber Klienten sind für eine erfolgreiche Therapie förderlich und notwendig?

Im Verlauf der Jahre formulierte er die noch heute bekannten sechs notwendigen Bedingungen förderlicher therapeutischer Prozesse (nach Biermann-Ratjen, Eckert & Schwartz 1997):

1. **Die therapeutische Beziehung (auch: therapeutische Allianz).** Rogers betonte die Wichtigkeit einer sicheren Umgebung für wachstumsfördernde Prozesse. Therapie soll als Begegnung von Person zu Person stattfinden und von gegenseitigem Interesse und Wertschätzung getragen werden.
2. **Unbedingte Wertschätzung.** Der Therapeut erkennt an, dass der Klient eine von ihm getrennte Person ist, die eigene Werte und Vorstellungen vom Leben hat.
3. **Empathie / Verbalisieren emotionaler Erlebnisinhalte (VEE).** Der Therapeut soll in jedem Augenblick empfindsam für die Gefühls*bedeutungen* dessen sein, was der Klient schildert. Empathie soll zur Klärung des Erlebens des Klienten beitragen.
4. **Kongruenz / Echtheit des Therapeuten.** Therapeuten sollen als Person erkennbar sein und sich im Kontakt mit Klienten ihres eigenen Erlebens bewusst sein.
5. **Inkongruenz des Klienten.** Das innere Erleben und Selbstbild des Klienten stimmen nicht überein, sodass er sich mit sich selbst uneins, verletzlich oder ängstlich fühlt.
6. Der Klient nimmt – zumindest ansatzweise – die **Empathie** und nicht an Bedingungen geknüpfte Wertschätzung und Akzeptanz des Therapeuten wahr.

## 1.3 Focusing

Focusing wurde von Eugene T. Gendlin Ende der 1950er-Jahre entwickelt. Als Philosophiestudent an der Universität von Chicago beschäftigte er sich mit dem „Körper als psychologischer Ort des augenblicklichen Erlebensstroms" (Feuerstein & Müller 2000b, S. 96) und entwickelte das (Process-)Experiencing-Konzept: Wenn etwas für uns Bedeutsames geschieht, können wir dies körperlich spüren. Wir haben ein mulmiges Gefühl im Bauch, fühlen uns unbehaglich oder kribbelig, wissen aber nicht, was das zu bedeuten hat, und können dieses Etwas nicht benennen.

> „Man ist heute gewohnt, alles Körperliche (...) im Sinne der sogenannten Naturwissenschaften zu denken. Die Psychologen erhalten dann nur das Seelische, aber eben leider nur als Überbleibsel. Wir wollen das jetzt ändern. Wir wollen den Körper also nicht mehr nur der gegenwärtigen Naturwissenschaft überlassen, denn das Seelische ist ohne den ihm *eigenen* Körper nicht zu verstehen. Erlauben wir lieber, dass das Wort ‚Körper' den Körper meinen darf, den wir nicht nur von außen beobachten können, sondern auch *von innen fühlen*."
>
> (Gendlin & Wiltschko 2016, S. 30)

Das, was wir fühlen, ohne es benennen (symbolisieren) zu können, bezeichnete Gendlin als Felt Sense (Gendlin 2002; 2014; Gendlin & Wiltschko 2016). Dieser ist ein ganzheitliches inneres Erleben, das unsere Gefühle, Gedanken, Wahrnehmungen sowie den Kontext, in dem es entsteht, umfasst.

Gendlin suchte nach Möglichkeiten, seine Ideen praktisch zur Anwendung bringen zu können. Er nahm Kontakt zu Rogers auf, der zu dieser Zeit die Beratungsstelle der Universität Chicago leitete. Eine fruchtbare Zusammenarbeit sollte beginnen. So forschte Gendlin über Psychotherapieprozesse und fand heraus, dass die Art und Weise, *wie* Klienten das, worüber sie sprechen, im *Hier und Jetzt* der Therapiesituation erleben, entscheidend für den Therapieerfolg ist. Klienten, die die Fähigkeit und Bereitschaft besaßen, auf ihr körperlich gespürtes, inneres Erleben, den Felt Sense, zu fokussieren und dies in Verbindung mit ihren Schilderungen zu bringen, hatten erfolgreiche Therapieverläufe.

Manche Klienten brachten die Fähigkeit, sich auf ihr inneres Erleben zu konzentrieren und daraus Informationen zu gewinnen, von Anfang an mit ein. Für diejenigen, die diese Fähigkeit nicht per se besaßen, entwickelte Gendlin Focusing als ein Trainingsprogramm.

## 1.4 Gestalttherapie

> „Denn das, was wir die Psyche des Menschen nennen, ist aus gestalttherapeutischem Blickwinkel *kein Ding*, das man wie einen Körperteil anfassen und gegebenenfalls *behandeln* könnte, sondern vielmehr ein Prozess, an dem man *teilnehmen* kann."
>
> (Staemmler 2009, S. 40)

Die Gestalttherapie wurde von Fritz und Lore (Laura) Perls ab den 1940er-Jahren entwickelt. Weitere Mitbegründer waren Paul Goodman und Ralph F. Hefferline. Die Perls waren Psychoanalytiker, die sich für Gestaltpsychologie, die körperbezogene Psychoanalyse Reichs sowie Existenzphilosophie interessierten und in ihre Arbeit aufnahmen. 1951 wurde das Buch *Gestalttherapie* veröffentlicht, womit auch der Name dieser Therapierichtung in der Welt war.

Fritz Perls integrierte zenbuddhistische Elemente der Achtsamkeit und des Gewahrseins in die Gestalttherapie. Lore Perls, die sich intensiv mit körperlichen Ausdrucksformen beschäftigte, trug durch ihre Workshops maßgeblich zur Verbreitung der Gestalttherapie in Europa bei.

In der Gestalttherapie werden unabgeschlossene Prozesse der Gestaltbildung (bezogen auf Handlungen, Wahrnehmung, Bedürfnisse) zu Ende geführt, denn „diese unvollendeten Handlungen werden in den Hintergrund gedrängt, wo sie ein unbehagliches Gefühl verursachen" (Polster & Polster 1985, S. 41). Im Praxisteil werde ich die Leere-Stuhl-Arbeit beschreiben, die bei der Verarbeitung unerledigter Gefühle gegenüber wichtigen Bezugspersonen, dem Unfinished Business, hilfreich ist.

Menschen werden als aktiv Gestaltende ihrer Wahrnehmung und ihres Erlebens aufgefasst statt nur als passive Rezipienten von Sinneseindrücken. Eine große Bedeutung wird der Bewusstwerdung jener Gefühle, Gedanken und Verhaltensweisen, die die Selbstaktualisierungstendenz verhindern und blockieren, beigemessen. Hierzu werden Klienten Experimente wie beispielsweise Stuhl-Dialoge angeboten, diese sollen ihnen helfen, sich als aktiv Handelnde ihrer Erfahrungen zu erleben.

Weitere Aspekte der Gestalttherapie, die in die EFT integriert sind, möchte ich kurz umreißen:

Bewusst*heit* meint eine aufmerksame, lebendige, mit den Sinnen erlebte Verbundenheit des Menschen mit der Welt, wohingegen als Bewusst*sein* das reflektierte Denken über Erfahrungen bezeichnet wird. In der Gestalttherapie spielt ebenfalls der *Leib* (der mehr als der physische Körper ist) eine wichtige Rolle, da wir mit ihm unsere Erfahrungen spüren und erleben. *Ganzheit* vermittelt sich über Emotionen: Diese „sind erstens körperlich spürbar, haben zweitens eine bestimmte Gefühlsqualität und enthalten drittens mehr oder weniger bewusste Gedanken und Bewertungen bezüglich der Situation, in der sie entstehen" (Staemmler 2009, S. 26). Unsere leiblich-sinnliche Verbundenheit mit der Umwelt orientiert uns hin zu anderen Menschen *(Intentionalität),* wir sind über unser Bedürfnis nach Aufmerksamkeit, Zuneigung und Berührung miteinander in *Kontakt.*

Gestalttherapeuten betrachten „die Vorgänge des Erinnerns und Planens als gegenwärtige Funktionen, obwohl sie sich auf die Vergangenheit und Zukunft *beziehen*" (Polster & Polster 1985, S. 21).

## 1.5 EFT und Neohumanismus

Basieren die Theorien der Personzentrierten- und Gestalttherapie auf phänomenologischen und experimentalpsychologischen Beobachtungen und daraus gezogenen Schlüssen zur Struktur und den Prozessen der menschlichen Funktionsweise, bezieht die Theorie der EFT zusätzlich Erkenntnisse der affektiven Neurowissenschaften, der Kognitions- und Emotionsforschung mit ein.

Es war nicht das Ziel von Greenberg und seinen Kollegen und Kolleginnen, eine neue Therapieschule zu begründen. Leitend war vielmehr ihr Interesse an der Therapieprozessforschung mit dem Schwerpunkt auf der Frage, welche Klientenprozesse zu erfolgreichen Therapien führen, welche Rolle Emotionen dabei spielen und wie die Forschungsergebnisse in bestehende Therapieschulen integriert werden können. Die Anfang der 70er-Jahre beginnende Forschungstätigkeit fußte auf der prozesserlebensorientierten Methodik (eine ausführliche Darstellung findet sich in Bischkopf 2013) und Aufgabenanalyse (task analysis). Letztere erlernte er bei Juan Pascal-Leone, der bei Jean Piaget und Herman Witkin (ein Wertheim-Schüler) promovierte und sich damit befasste, wie Menschen komplexe Probleme lösen. Anhand der Analyse von Therapieprozessen untersuchten Greenberg und Rice, wann welche Intervention hilfreich ist. Dabei kristallisierten sich zwei wichtige Faktoren für Veränderungsprozesse heraus (Greenberg, Rice & Elliott, 2003):

1. eine helfende Beziehung im Sinne des klientenzentrierten Konzepts sowie
2. das Auftauchen spezifischer Probleme hinsichtlich emotionaler Verarbeitungsprozesse auf Seiten des Klienten, die sie als Marker (Abschnitt 9.3) bezeichneten.

In neuerer Zeit werden Aspekte wie die emotionale Produktivität (Abschnitt 5.1), störungsspezifische Aspekte (Kapitel 11) oder die Bedeutung von Narrativen (Abschnitt 9.2) beforscht.

Letztendlich führten berufspolitische Notwendigkeiten (Forschungsgelder, Schulen-Denken) zur Namensgebung und Manualisierung der EFT als eigenständiges Therapieverfahren.

Der philosophische Hintergrund, auf den sich emotionsfokussiert arbeitende Therapeuten beziehen, ist eine neohumanistische Perspektive, die durch folgende sechs Aspekte gekennzeichnet ist (nach Elliott et al. 2008):

1. **Erleben (experiencing).** Hierbei handelt es sich um einen aktiven Prozess, der Wahrnehmung, Gedächtnis, Gefühl, gefühlte Bedeutung, Handlungstendenzen, sprachlich-konzeptuelles Denken als Elemente emotionaler Schemata umfasst.
2. **Wirksamkeit (agency) und Selbstbestimmung (self-determination).** Klienten sind aktiv Teilnehmende und Handelnde. Vorgehen und Ziel der Therapie ist es, Wahlmöglichkeiten zu schaffen, was eine direktive, autoritäre Haltung auf Therapeutenseite ausschließt. Auch klinisch beeinträchtigte Klienten sind zu Selbstbestimmung und eigener Orientierung fähig.
3. **Ganzheit (wholeness).** Der Mensch ist mehr als die Summe seiner Teile und sollte in all seinen Facetten beachtet werden, auch in denen, die leidvoll oder widersprüchlich sind. Diese Facetten, die auch Kognitionen und Emotionen umfassen, gilt es, bewusst miteinander zu integrieren. „Unvollständige oder bruchstückhafte Erfahrungen sollten vervollständigt oder abgeschlossen werden, so dass sie sich zu einem Ganzen zusammenfügen können“ (S. 21).
4. **Pluralismus und Gleichberechtigung.** Die verschiedenen Sichtweisen und Lebensentwürfe von Menschen gilt es zu respektieren und in ihrer Vielfalt zu schätzen. Dabei sollen auch die Aspekte einer Person oder der Gesellschaft beachtet werden, die marginalisiert werden oder dysfunktional erscheinen.

5. **Präsenz und Authentizität.** Therapeuten sind auch als Mensch erkennbar. Die therapeutische Beziehung wird von der gegenseitigen Anerkennung als Erlebende und Handelnde getragen. Das von Empathie, Wertschätzung und Echtheit geprägte Beziehungsangebot ermöglicht – sowohl dem Klienten als auch dem Therapeuten – Wachstum und Entwicklung.
6. **Wachstum.** Biologisch adaptive Prozesse ermöglichen es uns, uns psychologisch zu entwickeln. Unter günstigen Bedingungen können wir so über die gesamte Lebensspanne hinweg ein reichhaltiges Leben führen und auf die Anforderungen, die das Leben an uns stellt, flexibel reagieren.

**Zusammenfassung**

- Die Wurzeln der EFT liegen in humanistischen Therapieverfahren. Sie integriert, basierend auf den Ergebnissen der Therapieprozessforschung, wichtige Aspekte der Gesprächspsychotherapie, des Focusing und der Gestalttherapie. Dem empathischen, wertschätzenden und kongruenten Beziehungsangebot des Therapeuten kommt eine zentrale Rolle zu.
- Focusing wird sowohl als vollständiger Prozess als auch in Form fokussierender Fragen und einer Focusing-Haltung genutzt, um Klienten einzuladen, ihrem körperlich spürbaren emotionalen Erleben Aufmerksamkeit zu schenken, es in Worte zu fassen und ihm damit einen Sinn zu verleihen.
- Wie in der Gestalttherapie ist der Bezug zum Erleben im Hier und Jetzt der Therapiesituation relevant. Die in der Vergangenheit entstandenen emotionalen Schemata sollen im gegenwärtigen Moment aktiviert und damit einer Veränderung zugänglich gemacht werden. Klienten sollen sich der verschiedenen Facetten ihres Selbst bewusst werden und diese in ein kohärentes Selbstbild integrieren.
- Die erkenntnistheoretische Grundlage der EFT ist von der Phänomenologie und dem Existentialismus geprägt. Die Selbstbestimmung sowie eine resiliente Selbstorganisation, aber auch die Fähigkeit, positive Beziehungen zu anderen Menschen eingehen zu können, sollen gefördert werden.

# 2. Neuroaffektive Grundlagen

„Ich versuche, an nichts zu denken, sondern mich durch langsames, bewusstes Atmen zu beruhigen und mein Gewicht ganz gleichmäßig auf beide Füße zu verteilen, aber ich kann nicht verhindern, dass sich das Gefühl der Minderwertigkeit in mir ausbreitet wie ein Tintenfleck auf einem Löschblatt. Es überschwemmt den Bauchraum, steigt bis unter die Schädeldecke und rinnt in jeden einzelnen Finger."

(Karen Duve, *Dies ist kein Liebeslied*)

In der fachwissenschaftlichen Literatur wird zwischen Affekten, primären und sekundären Gefühlen, Stimmungen sowie Emotionen unterschieden (Damasio 2013, 2014, 2015; Merten 2003). Für die Praxis der EFT ist es nicht relevant, sich auf diese sprachlichen Differenzierungen und Definitionen der Grundlagenwissenschaften zu beziehen. Ich verwende die Begriffe Emotion, Affekt und Gefühl und meine damit unser gefühltes Erleben von uns selbst in der Welt.

## 2.1 Emotionen

In der emotionsfokussierten Psychotherapieprozessforschung haben sich bestimmte Emotionstypen als therapeutisch relevant erwiesen, die ich in Kapitel 4 vorstellen werde.

Bis in die Mitte der 1960er-Jahre beherrschten lerntheoretische, behavioristische Konzepte die psychologische Forschungslandschaft. Emotionen fanden als etwas nicht Objektivierbares keine Berücksichtigung. Pointiert formulierte Ulich (1995):

> „Stellen Sie sich vor, Sie sagen zu einem Psychologen: ‚Ich habe Angst.' Ein orthodoxer Behaviorist oder ein Physiologe hätte Ihnen vor einigen Jahrzehnten dann etwa so geantwortet: ‚Was Sie da in bedauerlich mißverständlicher Weise Ihre ‚Ängste' nennen, das ist in Wirklichkeit nichts anderes als ein meßbarer Zustand Ihres Körpers, z. B. Änderungen im Tonus der Muskulatur, der Drüsen- oder Darmtätigkeit. Man hat Ihnen beigebracht, diese körperlichen Prozesse mit irgendwelchen, letztlich beliebigen Worten zu belegen. ‚Angst' ist für uns Wissenschaftler ein hypothetisches Konstrukt, mit dem wir hilfsweise das bezeichnen, was Sie leider nur ganz subjektiv und privat an

> Ihrem eigenen Körper wahrnehmen können. Ich darf Sie nun bitten, sich ein wenig frei zu machen, damit ich die Elektroden anlegen kann."
>
> (S. 56)

Doch Emotionen sind mehr als nur physiologische Zustände auf humoraler, neuronaler und muskulärer Ebene, die zur Anpassung an veränderte Bedingungen beitragen. In der EFT sehen wir Emotionen als grundsätzlich adaptiv an. Sie helfen uns, komplexe Situationen schnell und automatisch zu verarbeiten, sodass wir adäquat auf diese reagieren können. Sie helfen uns bei der Bewertung, welche Situationen förderlich für unser Wohlbefinden sind – oder eben nicht. Sie geben uns Hinweise auf unsere Bedürfnisse und motivieren uns zu unserem Handeln. Sie beeinflussen nachfolgende „höhere" kognitive Verarbeitungsprozesse wie Aufmerksamkeit, Gedächtnis- und Entscheidungsprozesse oder moralisches Urteilen. Der Ausdruck von und die Kommunikation über Emotionen tragen zur Selbstregulation sowie der Regulation unserer Beziehungen bei.

Frijda (1996) schreibt in den *Gesetzen der Emotionen,* dass Gefühle aus der automatischen Bewertung komplexer situationsbezogener Informationen vor dem Hintergrund unserer Wünsche, Ziele, Werte sowie in Hinblick auf unser Wohlbefinden entstehen. In jeder Emotion sind zentrale Bedürfnisse enthalten. Wird eine Emotion aktiviert, setzt sie Handlungstendenzen frei: In Angst ist das Bedürfnis nach Schutz enthalten, das uns in Flucht- oder Kampfbereitschaft versetzt; liebevolle Gefühle motivieren uns, uns dem begehrten „Objekt" zuzuwenden.

> „Eine Emotion ist eine Veränderung in der Handlungsbereitschaft der Person (...). Ich meine damit die Art und das Ausmaß der Bereitschaft, eine Beziehung mit der Welt herzustellen oder zu verändern, d. h. mit einem Objekt in der realen Welt, der Welt der Gedanken, der Phantasien oder auch der Welt als ganzer, wie z. B. in der Freude oder der Depression, als Weltoffenheit oder Weltverschlossenheit für was auch immer. (...) Unter Emotionen verstehe ich den Komplex von Reaktionen, die durch ein emotional bedeutungsvolles Ereignis hervorgerufen werden. Das sind Gefühle im Sinne des inneren Erlebens sowie Ausdrucksbewegungen, physiologische Reaktionen, manifestes Verhalten, Gedanken und anderes mehr."
>
> (S. 206 f.)

Emotionen sind damit ein Kompass, der uns auf unserem Lebensweg und in der Therapie die Richtung hin zu einer resilienten Selbstorganisation, einer positiven Beziehung zu uns selbst und anderen und damit zu einem zufriedenstellenden Leben weist.

## 2.2 Somatische Marker

Für die EFT ist die Hypothese der somatischen Marker, die von Damasio (2015) formuliert wurde, interessant. In ihr findet sich der von Gendlin beschriebene (Bodily) Felt Sense wieder:

> „Hätte der Mensch nicht die Möglichkeit, Körperzustände zu empfinden, die genetisch als unangenehm oder angenehm definiert sind, gäbe es in seinem Leben kein Leid und keine Seligkeit, keine Sehnsucht und kein Erbarmen, keine Tragödie und keinen Ruhm."
>
> (Damasio 2015, S. 16)

Damasio beschreibt die Veränderung von Körperzuständen, die als Signale an das Gehirn gesendet werden, als somatische Marker. Diese Körperzustände, die das Muskel-Skelett-System, das Hormon- und Nervensystem umfassen, sind die erste, spontane, hochautomatisch ablaufende Reaktion auf äußere oder innere Reize. Diese Veränderungen werden an somatosensible Rindenfelder des Gehirns gesendet und dort verarbeitet. Die körperlichen Reaktionen sind angeboren, werden im Verlauf des Lebens aber durch Sozialisationsprozesse weiterentwickelt. Sie entstehen über die neurophysiologische Verknüpfung von Emotionen mit Merkmalen der Situation, in der sie entstehen, beispielsweise als Wohlgefühl, wenn sich unsere Eltern liebevoll um uns kümmern. Sie verändern sich je nach Situation, sodass sie unsere Anpassung an die Umwelt ermöglichen. Die bewusste Wahrnehmung dieser Körperzustände ist die Grundlage für unsere Gefühle und unser Selbsterleben. Damasio bezeichnet das Selbst als „ständig neuerzeugten neurobiologischen Zustand" (2015, S. 144). Die bewusste Wahrnehmung dieser Gefühle hilft uns dabei, gemäß unserer zentralen Bedürfnisse zu handeln und „kluge" Entscheidungen zu treffen.

## 2.3 Emotionale Schemata

### 2.3.1 *Was unter einem Schema zu verstehen ist*

Somatische Marker sind Teil emotionaler Schemata. Von Geburt an wachsen neuronale Verbindungen in einer rasanten Geschwindigkeit zu komplexen Informationsnetzwerken, den Schemata, zusammen. Zunächst enthalten sie viszeral, präverbal-affektive Elemente, mit der Entwicklung unseres Sprachvermögens auch verbal-konzeptuelle. Schemata können als flexibles, schnelles Verarbeitungssystem adaptiv sein und uns dabei helfen, in unserem Leben zurechtzukommen; sie können aber auch maladaptiv werden.

Wir definieren emotionale Schemata, egal ob adaptiv oder maladaptiv, als „das Selbsterleben in der Welt umfassende Handlungsstrukturen, die kognitive, affektive, motivationale und relationale Aspekte integrieren" (Greenberg, Rice & Elliott 2003, S. 111). Schemata können als Informationsnetzwerke aufgefasst werden, in denen generelles Wissen über uns und die Welt enthalten ist; sie ermöglichen uns auch Voraussagen: Wenn ich eine gute Note mit nach Hause bringe, werden sich meine Eltern freuen und mich ins Kino einladen. Entsprechend fühle ich mich entspannt oder vorfreudig erregt. Schemata antizipieren Situationen und ermöglichen es uns, die Komplexität der Welt zu strukturieren.

Sie sind eine innere Repräsentation unserer Lebenserfahrung, in der relevante Hinweisreize und die zugehörige (gelernte) emotionale Reaktion im Sinne der somatischen Marker miteinander verknüpft sind. Sie steuern unsere Wahrnehmung, Gedächtnisprozesse und unser Selbsterleben. Sie wirken dabei in der Regel implizit, das heißt vorbewusst und der willentlichen Kontrolle entzogen. Sie sind keine statische Struktur oder eine Art Speicher, dessen Inhalt auf immer festgelegt ist, sondern können als Prozess aufgefasst werden, in dem neben sprachlichen und affektiven Elementen auch körperliche Empfindungen, Handlungstendenzen sowie Sinneseindrücke wie (Erinnerungs-)Bilder und Gerüche je nach innerer oder äußerer Situation miteinander interagieren.

Das Interventions- und Veränderungsziel der EFT sind maladaptive emotionale Schemata, die, wenn sie aktiviert sind, zu individuellem emotionalen Leiden, zu Beziehungsschwierigkeiten, einem negativen Selbstbild und/oder problematischen Verhaltensweisen führen. Nur ein aktiviertes Schema ist dem Bewusstsein und damit therapeutischer Veränderung über die entsprechenden Empfindungen, Erinnerungen sowie Handlungstendenzen zugänglich.

In einer Situation können ein oder mehrere Schemata aktiviert sein. Sie interagieren und konstruieren von Moment zu Moment unser Selbstempfinden, das damit hochidiosynkratisch ist. Frijda schreibt, „dass ein und dasselbe Ereignis in verschiedenen Personen oder auch in ein und derselben Person zu verschiedenen Zeiten unterschiedliche Emotionen auslösen kann" (1996, S. 208). Für die Therapie bedeutet dies, dass wir von Sitzung zu Sitzung und von Moment zu Moment innerhalb einer Therapiestunde aufmerksam dafür sein müssen, wie eine Klientin gerade organisiert ist. Sie kann in der einen Woche ganz hoffnungsvoll und tatkräftig erscheinen, in der Woche darauf der Verzweiflung und Resignation nahe sein, im Verlauf der Sitzung aber wieder zuversichtlicher werden.

### 2.3.2 *Wie Schemata dysfunktional werden können*

Dysfunktionale (maladaptive) Schemata können durch ein inkonsistentes Einfühlungsvermögen primärer Bezugspersonen, übertriebene Gefühlsbekundungen sowie infolge wiederholter Small-t- oder intensiver Big-T-Traumata entstehen. Zu Letzteren zählen Gewalterfahrungen, Misshandlungen, Missbrauch und schwere Vernachlässigung, die als existentiell bedrohlich erlebt werden. Small-t-Traumata sind wiederholte invalidierende Erfahrungen wie Hänseleien, missbilligende Blicke der Eltern, wenn ihre Erwartungen nicht erfüllt wurden, mangelnder Rückhalt bei Schwierigkeiten und des Weiteren mehr. Wenn die primären Bezugspersonen entweder die Quelle für Invalidierungen sind oder auf emotionales Leiden und dessen Ausdruck nicht adäquat reagieren *(„Stell' dich nicht so an, das hast du dir selber zuzuschreiben!", „Hör auf zu heulen!")*, werden die verschiedenen frustrierenden, ängstigenden oder beschämenden Erfahrungskomponenten – Situation, Körpergefühl, Handlungsimpuls, Gefühl, Gedanken, frustrierte Bedürfnisse – in einem Schema abgespeichert, das zukünftig in ähnlichen Situationen aktiviert wird. Wer beispielsweise aufgrund von stetiger Abwertung, fortgesetzten Hänseleien und Abweisung *(„Na, du Streber-Brillenschlange, du Heulsuse!", „Die Anna wollen wir nicht in der Mannschaft haben. Die kann ja nicht fangen. Die ist ja voll peinlich")* ein Scham-Schema entwickelt, wird sich in sozialen Situationen unwohl fühlen und unbeholfen verhalten und infolgedessen einen merkwürdigen Eindruck bei den Interaktionspartnern hinterlassen. Durch einen Mangel an korrigierenden Beziehungserfahrungen erfährt die Person eine immer wiederkehrende Bestätigung der Schemaannahmen, das entsprechende Scham-Schema wird in Zukunft immer leichter und schneller aktivierbar.

### 2.3.3 Weshalb sich Schemata nicht so leicht verändern

Wie oft sagen uns Klienten: „*Vom Kopf her habe ich verstanden, dass ich keine Angst zu haben brauche, wenn ich auf eine Party gehe. Und doch, ich möchte mich am liebsten immer noch in der hintersten Ecke verstecken.*" Es gibt verschiedene Gründe für die Hartnäckigkeit von Schemata:

Ein aktiviertes Schema lenkt unsere selektive Aufmerksamkeit. Für jemanden, der angstbasiert durch das Leben geht, lauern überall Gefahren. Man ist nicht in der Lage, neue, dem Schema widersprechende Informationen wahrzunehmen, oder nimmt diese verzerrt wahr. Wie oft sagen selbstunsichere, schambasiert organisierte Klienten, dass sie davon ausgehen, nur deswegen Komplimente zu bekommen, weil andere Mitleid mit ihnen haben, statt sich tatsächlich wertgeschätzt zu fühlen.

Ein maladaptives Schema muss aktiviert sein, um neue Informationen aufnehmen zu können und damit veränderbar zu sein. Konzeptuelles Reden *über* Emotionen führt nicht weiter. Da die im Schema integrierten Emotionen, Gedankengänge oder Körperempfindungen aber unangenehm und belastend sind, werden potentiell auslösende Situationen oder Empfindungen gemieden. Infolgedessen werden diese Schemata nur selten aktiviert, sodass sie nicht mit neuer Information konfrontiert werden.

Die maladaptive emotionale Reaktion an sich beeinträchtigt die Verarbeitung neuer Information. Klienten beschreiben, in ihrer Angst einen Tunnelblick und ein Rauschen im Ohr zu haben oder wie betäubt zu sein, sodass sie das Geschehen um sich herum kaum noch wahrnehmen. Sie führen zudem zu ungünstigen Verhaltens- und Interaktionsweisen, z. B. einer Abneigung gegenüber Freundlichkeit, wenn diese mit Missbrauchserfahrungen assoziiert ist. Als Quintessenz lässt sich festhalten, dass die Aktivierung maladaptiver Schemata notwendig ist, um den therapeutischen Prozess in Richtung einer wachstumsfördernden Entwicklung und resilienten Selbstorganisation zu lenken.

## Zusammenfassung

> „Lebensgefährlich wäre es für Tier wie Mensch (...), *kein* Interesse, *keine* Neugier, *keine* Angst, *keine* Wut und *keine* Bindung zu kennen, und mangels Trauerarbeit auch über keine Möglichkeit der Erholung und energetischen Neuorganisation nach Verlusten zu verfügen."
>
> (Ciompi 2013, S. 25)

- Emotionen sind per se adaptiv. Sie ermöglichen uns die Anpassung an unsere Umwelt. Sie gestalten und regulieren unsere Beziehungen. Sie geben uns Aufschluss über unsere Bedürfnisse und motivieren uns, so zu handeln, dass wir diese erfüllen.
- Durch negative Lebenserfahrungen wie Invalidierung unseres emotionalen Erlebens und Frustrierung wichtiger Beziehungsbedürfnisse, kann es dazu kommen, dass Emotionen als bedrohlich oder potentiell beschämend erlebt und deshalb als Reaktion darauf im Sinne eines Selbstschutzes vor dem eigenen Gewahrsein oder anderen Menschen verborgen werden. Negative Beziehungserfahrungen im Zusammenhang mit unserem Gefühlsleben werden zu dysfunktionalen emotionalen Schemata synthetisiert. In der Folge verlieren Emotionen ihre adaptive Funktion und können zu Schwierigkeiten auf Verhaltens- und Beziehungsebene führen.

# 3. Theorie über die menschliche Funktionsweise

„I knew who I was this morning but I've changed a few times since then."

(Lewis Carroll)

In der EFT gehen wir nicht von einer strukturellen Entität eines einzig wahren Selbst oder Ich aus; vielmehr nehmen wir an, dass wir unsere Identität fortwährend in selbstorganisierenden Prozessen in der Beziehung zu uns selbst und zu anderen Menschen gestalten.

> „[Es gibt] keine permanente hierarchische Organisation, an deren Spitze ein leitendes Selbst oder ein einzelnes herrschendes Ich stehen. Stattdessen sind zu verschiedenen Zeiten verschiedene heterarchisch funktionierende Stimmen oder Aspekte aktiv, um ein Gefühl von Kohärenz oder Einheit zu konstruieren: Sie integrieren verschiedene Aspekte emotionalen Erlebens in einer gegebenen Situation und (mit Hilfe von Erinnerung) über die Zeit hinweg."
>
> (Greenberg 2011, S. 56)

So kann ich mich in Situation A, auf einer Party, schüchtern in die hinterste Ecke stellen und fest davon überzeugt sein, ein Mauerblümchen zu sein, in Situation B, auf einem Kongress, aber liebend gerne und lebendig Vorträge halten und in den Pausen mit den Kollegen diskutieren. Wer oder was ist hier das wahre Selbst oder Ich?

## 3.1 Dialektischer Konstruktivismus

„Das Herz hat seine Gründe, die der Verstand nicht kennt."

(Blaise Pascal)

Emotionale Schemata prägen die Art und Weise, wie wir uns in Situationen organisieren und erleben. Ein Gefühl von Kohärenz und damit unsere Identität entwickeln sich aus einem Wechselspiel impliziter, körperlich erlebter schemabasierter Prozesse und der sprachlichen Reflexion darüber. Dieser Selbsterlebensprozess formiert sich immer wieder neu. Durch innere oder äußere Ereignisse können verschiedene emotionale Schemata gleichzeitig aktiviert sein. Diese bestimmen unsere Wahrnehmung, die Lenkung der Aufmerksamkeit, sie rufen Erinnerungsbilder, Körperempfindungen, Handlungsimpulse, Gedanken und Gefühle hervor. So kann jemand nervös sein und Angst davor haben, sich zu verhaspeln und damit zu blamieren, wenn er daran denkt, bald einen Vortrag zu halten, im selben Moment kann er aber auch stolz auf sich sein, interessiert an der Materie und den Zuhörern, darauf vertrauend, dass diese wohlwollend reagieren werden. So wird er vielleicht ein Kribbeln im Magen, Herzklopfen und einen leichten Schwindel im Kopf verspüren, sich aber durchaus auch von der Körperhaltung her aufrichten, lächeln und tief durchatmen (somatischer Marker, Bodily Felt Sense). Dieses körperliche Erleben seiner selbst kann er reflektieren und sich erklären, wenn er ihm seine Aufmerksamkeit schenkt; er kann sich als ängstlich-nervös oder aufgeregt-vorfreudig beschreiben (Symbolisierung); dieses Erleben kann er wiederum in biografische Narrative einbetten: *„Als Schüler hatte ich immer Angst vor mündlichen Prüfungen, weil mir da direkt zugehört wurde und ich die Reaktionen der Prüfer sofort sehen konnte. Ich fühlte mich so vorgeführt und hatte diesen Schwindel. Aber was ich gerne gemacht habe, war, bei Klassenfeiern durch das Programm zu moderieren; da fand ich das Kribbeln im Bauch immer wunderbar aufregend. Das hat mir nichts ausgemacht, wenn ich mich verhaspelt habe.“*

Wir erzählen uns unsere Geschichte und unsere Identität in einem kontinuierlichen Prozess des körperlichen Erlebens (implizit), dem wir einen kognitiv-sprachlich vermittelten Sinn geben (explizit). In der Therapiesituation sind wir Therapeuten daran beteiligt und kreieren diesen Prozess aktiv mit.

Greenberg und Pascual-Leone nannten diese Theorie der menschlichen Funktionsweise *Dialektischer Konstruktivismus* (1995, 2001). Die Dialektik besteht darin, dass sich das implizite, affektive Erleben und das explizite Reflektieren hierüber wechselseitig bedingen und gegenseitig beeinflussen. Die Art und Weise, wie sich jemand gerade emotional in der Welt vorfindet, bestimmt die kognitiven Prozesse wie Aufmerksamkeit, Erinnerungen, Informationsverarbeitung. Wie sich jemand sein emotionales Erleben erklärt und darüber spricht, gibt diesem Erleben wiederum eine Bedeutung; die Symbolisierung (Versprachlichung) konstruiert unsere Wahrnehmung von uns selbst.

Wie wir mit unseren Affekten, Emotionen und der Reflexion darüber umgehen, welche Symbolisierungen und Bedeutungen wir dafür finden, hängt auch vom soziokulturellen Rahmen ab, in dem wir leben. So sind Erleben und Erklären zwar hoch idiosynkratisch, aber nicht beliebig. Wenn beispielsweise ein Klient, der wegen Krankheit umschulen musste, keinen adäquaten neuen Arbeitsplatz findet, der ihm ein auskömmliches Gehalt bietet, kann er sein körperliches Erleben von beschleunigtem Herzschlag, angespannter Muskulatur, einem Drehen im Kopf, sobald er davon erzählt, unterschiedlich symbolisieren: als grollend, anklagend, verärgert oder ängstlich. Weniger passend wären Beschreibungen wie: freudig-erregt, traurig oder resigniert.

In diesem Sinne möchte ich das vorangestellte Zitat von Blaise Pascal aufgreifen: Um eine kohärente und überdauernde Identität von uns selbst zu entwickeln und ein zufriedenstellendes Leben führen zu können, ist es wichtig, die Aufmerksamkeit des Verstandes auf unser Herz zu lenken; es gilt, beide miteinander in Kontakt zu bringen, sodass der Verstand von den Gründen des Herzens erfährt und diese wiederum für uns selbst, aber auch für unsere Mitmenschen zur Sprache bringen kann.

## 3.2 Dysfunktion aus Sicht der EFT

Wie kann es nun dazu kommen, dass wir Schwierigkeiten auf der Verhaltens- und / oder Beziehungsebene entwickeln, die verhindern, dass wir zufrieden leben können? In der EFT wird ein phänomenologischer und prozessorientierter Ansatz vertreten, um Dysfunktion zu beschreiben, wobei der Fokus auf emotionalen Prozessen liegt. Im Rahmen der Psychotherapieprozessforschung sind folgende für den Verlauf einer Psychotherapie relevanten emotionalen Verarbeitungsschwierigkeiten beobachtet und beschrieben worden:

- Mangel an emotionalem Gewahrsein,
- Schwierigkeiten bei der Bedeutungskonstruktion als explizite Dysfunktion,
- Störungen der Emotionsregulation,
- schemagebundene Dysfunktion als implizite Schwierigkeiten.

In der EFT-Fallformulierung sowie im fortlaufenden Therapieprozess achten wir darauf, welche emotionalen Verarbeitungsschwierigkeiten der

Klient hat, und richten danach unsere Interventionen, in der EFT als Aufgaben (tasks) bezeichnet, aus.

Im Folgenden werde ich die vier verschiedenen emotionalen Verarbeitungsschwierigkeiten erläutern.

### 3.2.1 Mangel an emotionalem Gewahrsein

Mangel an emotionalem Gewahrsein bedeutet, dass wir unserem körperlich gespürten emotionalen Erleben, dem Bodily Felt Sense, keine Aufmerksamkeit schenken, dieses Erleben vermeiden oder nicht akzeptieren; gemeint ist auch, dass wir es nicht sofort und präzise symbolisieren, das heißt in Worte fassen können.

So kann eine Klientin im Kontakt mit ihrem Vorgesetzten angespannte Kiefer- und Schultermuskeln, eine gepresste Atmung sowie ein Grummeln im Bauch spüren, diese Körperempfindungen aber nicht als Ärger über ungerechtfertigte Kritik oder nicht zu bewältigende Aufgabenstellungen benennen. Genauso kann sie, wenn sie sich in ihrer Partnerschaft allein gelassen und ungeliebt fühlt, über die Zeit hinweg Beschwerden wie Magen- oder Herzdruck, Schwindel, eine unspezifische Gereiztheit, Schlafstörungen und derlei mehr entwickeln. Dem kann sie mit magenschonendem oder beruhigendem Tee begegnen, da es ihr ja körperlich schlecht geht. Vielleicht schleicht sich aber die vage Idee ein, dass diese Beschwerden psychischer Natur sein könnten. Nur welcher? Es ist doch alles in Ordnung: *„Ich lebe in einer Partnerschaft, in der es keine Streitereien gibt, durch die Arbeit ist meine Existenz gesichert, und ich lebe in einer netten Wohnung mit verträglichen Nachbarn. Was braucht's denn mehr?"* Da sie sich nicht fragt, was ihre Körperempfindungen emotional zu bedeuten haben, erkennt sie weder ihren Ärger noch ihre Traurigkeit. Da sie nicht weiß, dass sie sich ärgert, kann sie sich nicht zur Wehr setzen; da ihr nicht bewusst wird, dass ihr in ihrer Partnerschaft etwas fehlt, kann sie sich nicht die Frage stellen, was das ist, und gegebenenfalls an ihrer Situation etwas ändern.

Mangel an emotionalem Gewahrsein verhindert also adaptive Verhaltensweisen und führt darüber hinaus zu einer Entfremdung von sich selber, da die in den primären Emotionen enthaltenen Informationen, seien es hilfreiche Handlungstendenzen, für das Selbstbild wichtige Lebenserinnerungen oder zentrale Bedürfnisse, nicht zugänglich sind. Wenn jemand lediglich abstrakt und intellektualisierend über sich spricht und das emotionale Erleben dabei nicht miteinbezieht, gehen diese wertvollen Informationen verloren. Dies führt auch dazu, dass wir das gegenwärtige Erleben nicht in unser bereits bestehendes Selbstbild integrieren können und an unseren Bedürfnissen vorbeileben.

### 3.2.2 *Schwierigkeiten bei der Bedeutungskonstruktion*

Die Art und Weise, wie jemand über seine Erfahrungen mit sich selbst, mit anderen Menschen und der Welt an sich spricht und wie diesen Lebenserfahrungen Sinn und Bedeutung verliehen wird, kann zur Dysfunktion führen (Goldman & Greenberg 2015; Elliott et al. 2008).

Zur Entwicklung eines kohärenten Bildes von uns selbst ist es wichtig, unsere Lebenserfahrungen in einen Bedeutungszusammenhang stellen zu können. Die Schwierigkeiten bei der Bedeutungskonstruktion können darin bestehen, gar nicht über wichtige Lebensereignisse zu sprechen, oder darin, sie in ihrer Bedeutung für das eigene Leben nicht verstehen und einordnen zu können. Wir verarbeiten unsere Lebenserfahrungen sowohl kognitiv-konzeptuell als auch erlebensbasiert-emotional; beide Wege der Informationsverarbeitung und Bedeutungsschaffung gehen Hand in Hand (Dialektischer Konstruktivismus).

Dysfunktion resultiert daraus, dass dieses Zusammenspiel von Intellekt und Emotion nicht gelingt, der Aufmerksamkeitsfokus insbesondere auf einer rationalen Selbstbeschreibung liegt, statt das ganzheitliche, emotionale Erleben einzubeziehen. Ein rationales, intellektuelles Sprechen über sich, statt aus dem gerade im Moment Gespürten heraus, führt dazu, das eigene Erleben zu verzerren und zu neutralisieren, sodass kein kohärentes, differenziertes Selbstbild entstehen kann. Klienten spekulieren dann über sich: „Vielleicht *fühle ich mich so getrieben, weil ich zu viel Arbeit auf dem Schreibtisch liegen habe.* Es ist schon möglich, *dass mein Herz so rast, weil mich das Arbeitspensum unter Druck setzt. Aber ich verstehe nicht, weshalb ich andauernd gereizt bin*", statt ihr gegenwärtiges Erleben in Worte zu fassen und ihm eine Bedeutung zu verleihen: *„Mir zieht sich der Magen zusammen, wenn wir über die Arbeit sprechen. Ich habe so eine Angst vor dem Scheitern, ich fühle mich so klein. Wissen Sie, ich bin von meinen Eltern und Lehrern abgekanzelt worden, wenn ich mit den Schulaufgaben* *nicht zurechtkam und die nicht in der vorgesehenen Zeit schaffte. Ich will nie wieder diese Demütigungen erleben müssen.“*

Im Verlauf einer Therapie ist es interessant, immer wieder die Erfahrung zu machen, dass Klienten sich, sobald primäre emotionale Schemata aktiviert sind und sie diese differenziert symbolisieren können, an Situationen erinnern, die sie zu Therapiebeginn als irrelevant bewertet oder sogar gänzlich vergessen hatten. Bestimmte Aspekte der Biografie erhalten einen Sinn und ergeben ein Gesamtbild, wenn Klienten dem, was in ihnen vorgeht, Worte geben können. Beispielsweise kann ein Klient, der sich nicht erklären kann, weshalb er mit seinem Leben unzufrieden ist und sich niedergedrückt fühlt, erkennen, dass er, um Konflikte zu vermeiden, ständig seine Bedürfnisse hintenanstellt. Er kann sich fragen, was er befürchtet und vermisst. Hierüber kann ihm deutlich werden, dass er mit seinen Gefühlen und Bedürfnissen schon immer allein gelassen wurde, da der Vater wiederkehrende schwere depressive Episoden hatte und er auf ihn aufpassen und Rücksicht nehmen musste. Zwischen den Episoden wurde dann so getan, als sei alles in Ordnung; seine Ängste, das Gefühl der Überforderung und des Alleinseins, die zurückgestellten Bedürfnisse eines Heranwachsenden wurden ignoriert. „Ich dachte, dass das halt so ist, so aufzuwachsen wie in unserer Familie. Ich spüre aber jetzt ganz deutlich, dass mich das so geprägt hat, dass ich an mich gar nicht denke. Es tut weh, zu erkennen, dass ich allein gelassen wurde und dass ich mich dabei selber verloren habe. Aber irgendwie erleichtert es auch, da ich spüre, dass es eine Erklärung dafür gibt, dass ich mich selber nicht so wichtig nehme. Ich verstehe mich jetzt besser und kann meine Gefühle ernster nehmen, da sie tatsächlich einen Sinn ergeben. Und das macht mir Mut, mich zu verändern.“

### 3.2.3 Störungen der Emotionsregulation

Dysfunktion entsteht weiterhin über die Fehlregulation von Emotionen, also deren Über- oder Unterregulation. In beiden Fällen können Klienten keine Informationen aus ihrem Erleben ziehen. Hinsichtlich der Entstehung einer adäquaten Emotionsregulation ist es essentiell, wie primäre Bezugspersonen auf die Emotionen eines Kindes reagieren. Sind sie in der Lage, angemessen zu reagieren, tragen sie nicht nur kurzfristig zur Regulation in der jeweiligen Situation, sondern langfristig auch zur generellen

Selbstregulationsfähigkeit des Kindes (und späteren Erwachsenen) bei. Ein Kind, das Trost bei Traurigkeit und Beruhigung bei Angst erfährt, speichert diese Erfahrungen und das damit verbundene emotionale Erleben in Schemata ab: Traurig zu sein, kann dann zugleich ein Gefühl von Geborgenheit und Selbstmitgefühl aktivieren (*„Du bist nicht alleine. Sei ruhig traurig, wir sind für dich da. Es wird wieder gut“*). Ängstlich zu sein kann das Gefühl mit aktivieren, grundsätzlich ge- und beschützt zu sein. Eine gelungene dyadische Affektregulation ist für die Entwicklung eines sicheren Selbst essentiell (Schore 2016).

Erfährt ein Kind hingegen weder Trost noch Schutz oder wird für den Ausdruck seiner Emotionen invalidiert, speichert es entsprechend die Erfahrung ab, dass Gefühle bedrohlich oder beschämend sind: *„Wer Angst zeigt, wird ausgelacht!“*, *„Jungen weinen nicht!“*, *„Wer sich schwach zeigt, wird allein gelassen!“* Die entsprechenden Gefühle werden nicht reguliert; an sich adaptive Emotionen können infolgedessen dysfunktional werden, da sie als überflutend erlebt werden. Sie verlieren damit ihren Informationswert und bereiten nicht mehr auf adaptives Handeln vor.

Genauso gibt es die Möglichkeit, Emotionen zu überregulieren und diese damit nicht mehr zu spüren, wie beispielsweise bei Depression, Anorexie oder Suchtstörungen. Klienten können wie betäubt sein oder gar dissoziieren, um sich vor schmerzhaftem Erleben zu schützen. Auch dies führt dazu, abgeschnitten von den in den Emotionen eingebetteten Bedürfnissen und, im Falle adaptiver Emotionen, hilfreichen Handlungstendenzen zu sein.

### 3.2.4 Schemagebundene Dysfunktion

Primär maladaptive Schemata können über die Lebensspanne hinweg zu Schwierigkeiten auf der Verhaltens- und Beziehungsebene führen. Wie im Abschnitt 2.3.2 beschrieben, entstehen sie infolge wiederholter Small-t- oder intensiver Big-T-Traumata. Wenn die primären Bezugspersonen auf das dadurch zugefügte emotionale Leiden und dessen Ausdruck nicht adäquat reagieren, werden die verschiedenen Erfahrungskomponenten Situation, Gefühl, Gedanken, Handlungsimpuls, Körpergefühl in einem Schema abgespeichert, das zukünftig in ähnlichen Situationen aktiviert wird. So können aus potentiell adaptiven Emotionen im Laufe der Zeit maladaptive Reaktionen werden. Auf Gewalt und Missbrauch mit Angst und Ekel zu reagieren, ist adaptiv. Wer freundliche Zuwendung nur dann erhielt, wenn er vorher verprügelt oder missbraucht wurde, wird die Erfahrung von Gewalt und Zuwendung miteinander verknüpfen. Im weiteren Lebensverlauf wird er abweisend, angeekelt oder ängstlich auf Freundlichkeit reagieren, egal, von wem er sie entgegengebracht bekommt.

Maladaptive Schemata können kontinuierlich, immer wiederkehrend in bestimmten Situationen oder durch akute belastende Lebenssituationen wie beispielsweise eine Trennung, Krankheit, den Verlust des Arbeitsplatzes aktiviert werden. Die aktuelle Situation wird dann erlebt und wahrgenommen, wie es sich früher angefühlt hat. Wer beispielsweise wiederholt zurückgewiesen und allein gelassen wurde, kann ein Selbstbild von sich entwickeln, nicht liebenswert zu sein oder jederzeit verlassen werden zu können. Eine Trennung löst dann ein tief greifendes, schmerzendes Verlassenheitsgefühl aus oder eine sekundäre, reaktive Wut. Die im Schema eingebundenen Informationen sind für die Bewältigung der jeweiligen Situation nicht hilfreich und führen zu Problemen, da sie eine adaptive Anpassung an veränderte Lebensumstände, alltägliche Herausforderungen und zwischenmenschliche Begegnungen verhindern.

**Zusammenfassung**

- Biografisch entstandene dysfunktionale Schemata, das Übergehen von emotionalem Erleben, die fehlende Fertigkeit, diesem einen Sinn zu geben, oder dessen Fehlregulation führen zu Schwierigkeiten in der Beziehung zu sich selbst und zu anderen. Man lebt an seinen Bedürfnissen vorbei, tut sich schwer mit dem Treffen von Entscheidungen, missversteht Situationen und Menschen und vermag nicht, für sich einzustehen.
- Die verschiedenen Formen von Dysfunktion sind miteinander verwoben; kein Klient wird mit nur einem Aspekt von emotionalen Verarbeitungsschwierigkeiten in die Therapie kommen. Maladaptive Emotionen können sehr überflutend, schmerzhaft und kaum auszuhalten sein; es fällt dann schwer, sie in Worte zu fassen und ihnen einen Sinn zu verleihen. Sorgenvolles Grübeln, sozialer Rückzug oder Suchtverhalten können der Versuch sein, diese starken Gefühle zu regulieren, sodass auf der sekundär emotionalen Ebene beispielsweise Symptome von Angststörungen oder Depressionen entstehen.
- Die verschiedenen Verarbeitungsschwierigkeiten bedürfen jeweils unterschiedlicher therapeutischer Herangehensweisen. Klienten, die einen Mangel an emotionalem Gewahrsein haben, brauchen Unterstützung dabei, ihrem Erleben Aufmerksamkeit zu schenken, indem sie geduldig und beharrlich

dahin geführt werden, auf ihren Körper zu fokussieren, und die Therapeutin eine evokative Ausdrucksweise nutzt. Klienten mit Schwierigkeiten bei der Bedeutungsbildung brauchen Therapeuten, die ihnen über empathisches Vermuten und Explorieren sowie Stuhl-Interventionen dabei helfen, ihre Emotionen zu erkunden. Die therapeutische Beziehung trägt zur impliziten Emotionsregulation bei, genauso wie empathisches Bestätigen, Self-Soothing oder explizite Regulationsskills (Grounding, Atmung, Igelball, Bewegung etc.). Maladaptive emotionale Schemata können über die Erfahrung einer wertschätzenden, akzeptierenden therapeutischen Beziehung sowie mit Hilfe von Zwei-Stuhl-Dialogen oder der Leeren-Stuhl-Arbeit transformiert werden.

# 4. Emotionen im Prozess der Therapie

„You have to arrive at a place, before you can leave it."

(Leslie Greenberg)

Wie bereits beschrieben, gehen wir davon aus, dass Emotionen grundsätzlich adaptiv sind und uns dabei helfen, ein zufriedenstellendes Leben zu führen.

> „... the normal function of emotion is to rapidly process complex situational information in order to provide feedback to the person about the reaction and to prepare her or him to take effective action."
>
> (Goldman & Greenberg 2015, S. 26)

Allerdings können sich durch invalidierende Lebensbedingungen maladaptive Schemata bilden; ebenso können wir mit Emotionen auf Emotionen reagieren, um uns vor schmerzhaftem Erleben zu schützen, oder Emotionen nutzen, um andere Menschen zu beeinflussen.

## 4.1 Die verschiedenen Emotionstypen und der therapeutische Umgang mit ihnen

Im therapeutischen Prozess ist es wichtig, verschiedene Emotionstypen voneinander unterscheiden zu können, da sie eine jeweils spezifische Herangehensweise erfordern. In der EFT unterscheiden wir vier Typen von Emotionen:

- primär adaptive,
- primär maladaptive,
- sekundär reaktive und
- instrumentelle.

Diese Unterscheidung basiert auf klinischen Beobachtungen und ist relevant für die therapeutische Herangehensweise. Emotionsdiagnostik ist ein Aspekt der EFT-Fallformulierung (Abschnitt 9.3). Sie hilft uns im Sinne eines übergeordneten Rahmens, ein Verständnis für die Schwierigkeiten der Klienten zu entwickeln und den Prozess des Klienten von Moment zu Moment, im Hier und Jetzt, zu unterstützen. Wie bereits zu Beginn des Kapitels geschrieben, ist es eine wichtige Aufgabe und Fähigkeit, während einer Sitzung die Art der Emotionen zu erkennen, da sie therapeutisch unterschiedlich behandelt werden.

In diesem Kapitel werde ich die unterschiedlichen Typen und den therapeutischen Umgang mit ihnen beschreiben.

### 4.1.1 Primär adaptive Emotionen

Sie sind unsere erste, spontane Reaktion auf Situationen und ermöglichen es uns, adäquat auf diese zu reagieren. Sie helfen uns dabei, unser Leben, soweit wie möglich, gemäß unserer Bedürfnisse, Werte und Ziele zu gestalten. Sie verändern sich je nach Situation, sind gut reguliert und fühlen sich neu, frisch und lebendig an. Dabei können sie durchaus schmerzhaft sein, wie beispielsweise adaptive Trauer nach einem Verlust.

Wobei und wie helfen uns adaptive Emotionen? Sie weisen uns auf wichtige Bedürfnisse hin, geben uns damit eine Orientierung, wie wir unser Leben bestmöglich gestalten. Ein adaptiver Ärger über Abwertung gibt uns beispielsweise das Gefühl der Berechtigung, von anderen geschätzt und anerkannt zu werden. Darüber hinaus hilft er uns bei der Abgrenzung gegenüber Abwertungen und Grenzverletzungen. Trauer unterstützt die Verarbeitung eines Verlusts, indem sie uns motiviert, Trost und Unterstützung zu suchen. Wenn etwas nicht mehr zu ändern ist, ist Hoffnungslosigkeit sinnvoll, da sie Trauer ermöglicht und damit im zeitlichen Verlauf das Loslassen und die Akzeptanz des Unabänderlichen fördert. Wir können Abschied nehmen und das, was uns an einer Person oder Situation wichtig war, in unsere Erinnerungen und unser Selbsterleben integrieren. Angst weist uns auf Gefahren hin und motiviert uns, Schutz zu suchen und auf uns aufzupassen. Wenn wir einen Fehler gemacht haben, treiben Schuld und Scham uns zur Wiedergutmachung an. Sie geben uns so die Chance, in der Gruppe bzw. Beziehung zu bleiben oder wieder aufgenommen zu werden.

Adaptive Emotionen stellen eine Ressource dar, die wir im therapeutischen Prozess fördern und utilisieren wollen. Therapeuten erkennen den primär adaptiven Charakter daran, dass man mit den Klienten „mitschwingt“

und vom emotionalen Ausdruck berührt wird. Zwischen erzähltem Inhalt und emotionaler Reaktion gibt es zudem eine Passung.

Wenn Klienten adaptive Emotionen erleben und ausdrücken, gilt es, sie empathisch zu begleiten und zu validieren. Die Gefühle sollen exploriert werden, um die ihnen zugehörigen Bedürfnisse und Handlungstendenzen bewusst zu machen. Hieran können sich die Überlegung und Planung anschließen, wie das Bedürfnis „in die Welt hinausgetragen werden" kann. Adaptive Emotionen sind somit Ziel und Motor der Therapie zugleich. Sie stellen die wichtigste Ressource für förderliche Veränderungen dar.

### 4.1.2 Primär maladaptive Emotionen

Primär maladaptive Emotionen basieren auf problematischen Lernerfahrungen und waren in der Vergangenheit eine Art „Überlebensstrategie". Heute bereiten sie allerdings nicht mehr auf adaptives Handeln vor und behindern die Erfüllung zentraler Bedürfnisse. Klienten erleben sie als altbekannt, tief belastend und problematisch. Sie kehren immer wieder, verändern sich nicht und sind oftmals überflutend. Primär maladaptive Emotionen beziehen sich auf das Selbst und werden entsprechend als Teil der Identität erlebt: „Ich bin schlecht, wertlos, unattraktiv." Sie sind aber auch in Bezug auf die Beziehung zu anderen destruktiv: „Ich kann mich auf niemanden verlassen, ich muss mich vor anderen schützen, niemand liebt mich."

Sie bilden den „Kernschmerz" des emotionalen Erlebens, sind schnell und hochautomatisch aktivierbar und verändern sich in der Regel nicht von selbst (Abschnitt 2.3.3). Über die Therapieprozessforschung konnten folgende primär maladaptive Emotionen beschrieben werden:

- **Scham** als Gefühl, nicht gut genug oder liebenswert sein (bad me),
- **Angst** als ein Erleben, zu schwach zu sein, um zu überleben (weak me, unprotectivness), oder völlig alleine im Leben dazustehen, was sich auch in Traurigkeit zeigt (unconnected me),
- ein **Einsamkeit**sgefühl basiert auf Erfahrungen des Verlassenwerdens und / oder der Vernachlässigung (lonely / abandoned me),
- **Isolation** wird so erlebt, als ob man völlig alleine und abgeschnitten von anderen ist,
- eine habituelle **Wut** kann entstehen, wenn jemand in einem aggressiv aufgeladenen Umfeld aufwächst, in dem Gewalt die vorherrschende Sprache ist.

Klienten sollen die primär maladaptiven Emotionen, ihren Kernschmerz, erleben und sich bewusst machen. Ein Ziel ist es, die in ihnen liegenden zentralen Bedürfnisse zu spüren und ein Gefühl der Berechtigung zu entwickeln, diese zu haben und nach ihrer Erfüllung zu streben. Ein weiteres Ziel ist es, diese schmerzhaften Gefühle mittels der therapeutischen Beziehungserfahrung und / oder der Aktivierung adaptiver Emotionen zu transformieren (Abschnitt 5.2).

### 4.1.3 Sekundär reaktive Emotionen

Sie sind eine Reaktion auf primäres emotionales Erleben und überdecken dieses. Der Einfachheit halber werde ich sie im weiteren Text nur noch als sekundäre Emotionen bezeichnen. Ihre Funktion ist es, uns davor zu schützen, schmerzhafte, bedrohliche oder überflutende primäre Emotionen zu spüren, egal, ob diese adaptiv oder maladaptiv sind.

Sie zeigen sich häufig als ein vermischtes Gefühl aus Ärger und Traurigkeit. Sie fühlen sich diffus und global an: Alles ist grau und leer. Klienten erscheinen jammernd, klagend, resigniert, hoffnungslos oder sarkastisch und beschreiben schwer greifbare Sorgen und Ängste.

Sekundäre Emotionen stellen eine Art der Selbstunterbrechung (Abschnitt 11.3) dar. Dadurch, dass sie den Zugang zu primären Emotionen verschließen, verhindern sie die Erfüllung zentraler, wichtiger Bedürfnisse.

Viele der ICD-10-Kriterien sind eine Beschreibung sekundärer Emotionen, sie sind gleichsam symptomatisch.

Hinsichtlich der sekundären Emotionen ist es zunächst wichtig, sich klarzumachen, dass diese von den Klienten als „echt“ erlebt werden. Sie sollten also empathisch exploriert werden, allerdings mit dem Ziel, zugrunde liegende primäre Emotionen zugänglich zu machen und hierüber den Verarbeitungsprozess (Kapitel 5) zu vertiefen.

### 4.1.4 Instrumentelle Emotionen

Robert Elliott (2016) beschreibt instrumentelle Wut in einem auf YouTube (siehe Literaturverzeichnis) zu sehenden Interview anschaulich: In Kalifornien sei es wichtig, sich richtig gegenüber den dort lebenden Berglöwen zu verhalten. Eine Begegnung löse mit Sicherheit Angst aus (eine durchaus adaptive Emotion), die man aber auf keinen Fall zeigen solle, weder als Erstarrung noch als Flucht. Vielmehr solle man so tun, als greife man an, sei also wütend und gefährlich. Diese Wut ist definitiv instrumentell, da sie im Gegenüber etwas bewirken soll. Instrumentelle Emotionen können also sehr funktional sein. Sie beeinflussen und kontrollieren Interaktionspartner mittels Krokodilstränen oder in Form abschreckender, einschüchternder Wutausbrüche. Auch Scham kann instrumentell sein als Ausdruck der Bereitschaft, sich normgerecht zu verhalten und so Kritik oder Ausschluss aus der Gemeinschaft abzuwenden. Sie sind lebensgeschichtlich gelernt und den Klienten meistens nicht bewusst; sie werden wie „echte" Emotionen erlebt, wobei sie durchaus auch gezielt benutzt, also gespielt werden können.

Instrumentelle Emotionen müssen bewusst gemacht und ihre Funktion herausgearbeitet werden. Klienten sollen sich hierüber ihrer „eigentlichen" Ziele und Bedürfnisse in Beziehungen klar werden, um diese auf authentische Weise zeigen zu können.

## 4.2 Möglichkeiten, die Emotionstypen voneinander zu unterscheiden

Prinzipiell kann jede Emotion jeder der vier Emotionstypen sein. Es erfordert Übung und insbesondere zu Beginn der Arbeit mit EFT Supervision, um immer sicherer die Art des emotionalen Prozesses in der konkreten Therapiesituation zu erkennen.

Es gibt verschiedene Möglichkeiten, die Emotionstypen voneinander zu unterscheiden. Folgende dem *Praxishandbuch der Emotionsfokussierten Therapie* (Elliott et al. 2008, S. 30 ff.) entnommenen Fragen können dabei hilfreich sein:

- **Primär adaptiv:** „Stellen Sie sich die Frage: Ist es das, was ich ganz tief drinnen wirklich fühle?", „Nehmen Sie sich einen Moment Zeit und prüfen Sie Ihr Inneres. Schauen Sie, ob dies Ihr tiefstes Gefühl in Bezug auf die Situation ist."
- **Primär maladaptiv:** „Nehmen Sie sich eine Minute Zeit. Fragen Sie sich selbst: Fühlt sich dieses Gefühl wie eine Reaktion auf Ereignisse der Vergangenheit an, oder fühlt es sich wie eine Reaktion auf etwas an, das jetzt passiert?", „Fühlt es sich an wie ein vertrautes, festgefahrenes Gefühl?", „Fragen Sie sich selbst: Wird mir der Ausdruck dieses Gefühls helfen, hier meine Ziele zu erreichen?"

- **Sekundär reaktiv:** „Wenn Sie bei dem Gefühl sind, fühlen Sie zusätzlich zu dem, was Sie am deutlichsten wahrnehmen, noch etwas anderes?“ „Nehmen Sie sich eine Minute Zeit, um zu schauen, ob es sich so anfühlt, als wäre unter diesem Gefühl noch etwas anderes.“
- **Instrumentell:** „Fragen Sie sich selbst: Versuche ich eine Botschaft zu senden oder jemand anders mit diesem Gefühl etwas zu sagen?“

Diese Fragen werden nicht eins zu eins gestellt, vielmehr sind sie als Leitgedanken zu verstehen, die als Kompass genutzt werden können.

### Zusammenfassung

In der Therapieprozessforschung konnten vier verschiedene Emotionstypen identifiziert werden, deren Beachtung für einen erfolgreichen Therapieverlauf relevant ist. Sie voneinander unterscheiden zu können ist wichtig, da sie das therapeutische Handeln leiten. In der EFT wollen wir Klienten von sekundär reaktiven oder instrumentellen Emotionen über primär maladaptive Emotionen hin zu primär adaptiven Emotionen führen. Die in den primären Emotionen liegenden Informationen stellen die wichtigste Ressource für konstruktive Veränderungen dar.

Ob Emotionen primär adaptiv oder maladaptiv, sekundär oder instrumentell sind, wird gemeinsam mit dem Klienten exploriert, und zwar aus seinem Erleben heraus und mithilfe der emotionalen Reaktion des Therapeuten auf den gerade stattfindenden emotionalen Prozess. Sekundäre Emotionen führen über die Zeit eher dazu, als Therapeut ungeduldig zu werden, genervt oder gelangweilt zu sein. Schmerzhafte primäre Gefühle hingegen wecken Mitgefühl in Therapeuten, es sei denn, Klienten zeigen primär maladaptiven oder instrumentellen Ärger, der einschüchternd wirkt.

# 5. Die emotionalen Verarbeitungsprozesse der Klienten

„We know not through our intellect but through our experience."

(Maurice Merleau-Ponty)

Bevor ich im Kapitel 6 die Aktivität der Therapeuten hinsichtlich der Umsetzung wichtiger Wahrnehmungsfertigkeiten und Handlungsprinzipien für einen hilfreichen Therapieverlauf in den Fokus stelle, möchte ich in den folgenden Abschnitten wichtige Aspekte beschreiben, die die emotionalen Verarbeitungsprozesse der Klienten betreffen.

In der EFT geht es darum, Klienten bei der Überwindung emotionaler Verarbeitungsschwierigkeiten zu helfen. Hierbei ist es wichtig, darauf zu achten, wie sie mit ihren Emotionen umgehen, ob sie sie wahrnehmen, akzeptieren und regulieren können, ob sie Worte für sie haben und über sie reflektieren. Ein therapeutisches Ziel ist es, maladaptive Emotionen durch adaptive Emotionen und eine korrigierende Beziehungserfahrung zu transformieren. All diese Aspekte, die wir fördern wollen, bezeichnen wir als emotionale Verarbeitung.

Anhand der Stimmqualität (Abschnitt 6.1.3, der Erlebenstiefe (Abschnitt 6.1.4) sowie dem Folgen des Schmerzkompasses (Abschnitt 6.1.5) ist erkennbar, ob sich Klienten in einem konstruktiven emotionalen Verarbeitungsprozess befinden. Teile dieses Prozesses sind auch die Reflexion und Transformation sowie die emotionale Produktivität.

## 5.1 Reflexion

Über die Reflexion wird das implizite Erleben explizit gemacht. Hier kommt der Prozess des Dialektischen Konstruktivismus (Abschnitt 3.1) praktisch zur Geltung: Das körperlich gespürte emotionale Erleben wird in Worte gefasst, sodass über die Reflexion den Emotionen Sinn verliehen und ein kohärentes Selbst-Narrativ konstruiert werden kann. Im Zuge der Reflexion kommt der empathischen Exploration eine wichtige Rolle zu (Abschnitt 11.1).

Emotional bewegende Sitzungen und die Arbeit mit Stuhl-Dialogen werden immer mit einer Reflexion abgeschlossen, sodass die Klientin ihre Erfahrungen einordnen und in einen Bedeutungszusammenhang stellen kann.

## 5.2 Transformation

Transformation bedeutet, (primär maladaptive) Emotionen mit (primär adaptiven) Emotionen zu verändern. So kann beispielsweise in einem Zwei-Stuhl-Dialog gleichzeitig zur Scham ein Gefühl des berechtigten Ärgers über Erfahrungen der Abwertung aktiviert werden. Dieser Ärger vermittelt sich über die Handlungstendenz, sich gegen die Invalidierung zur Wehr zu setzen, sowie über das Bedürfnis, anerkannt zu werden, und er erzeugt ein Gefühl der Berechtigung, Selbstwerterleben zu entwickeln und zu schützen. Aus der Forschung zu Prozessen der Gedächtnisrekonsolidierung lässt sich der Schluss ziehen, dass Gedächtnisspuren während ihrer Aktivierung labil und durch die gleichzeitige Aktivierung gegenläufiger emotionaler Prozesse veränderbar sind (Lane et al. 2015), sodass Klienten auf diesem Weg „eine neue emotionale Antwort auf ein altes Problem finden“ (Auszra, Herrmann & Greenberg 2016, S. 52).

Transformation bedeutet nicht, adaptive emotionale Reaktionen herbeizuzwingen. Als Therapeut ist es vielmehr wichtig, auf Anzeichen einer resilienten Selbstorganisation zu achten, diese zu benennen und zu utilisieren:

*„Sie richten sich gerade auf und Ihre Stimme hört sich kräftiger an. Ich höre Ärger in Ihrer Stimme. Erzählen Sie Ihrem Vater davon. Lassen Sie ihn spüren, dass er nicht das Recht hat, Sie so zu behandeln.“*

*„Ich sehe Tränen in Ihren Augen. Es tut so weh, nicht die Zuneigung bekommen zu haben, die Sie gebraucht hätten, die Ihnen das Gefühl gegeben hätte, liebenswert zu sehen. Was vermissen Sie am meisten? Erzählen Sie Ihrer Mutter davon.“*

Die von Empathie, Akzeptanz, Wertschätzung und Kongruenz getragene therapeutische Allianz trägt ebenfalls zur Transformation im Sinne einer korrigierenden Beziehungserfahrung bei. Wenn sich Klienten verletzlich zeigen, sich ihrer selbst schämen, machen sie zugleich die heilsame Erfahrung, gesehen und validiert zu werden. Zur Validierung trägt auch bei, als

Therapeut eigenes Berührtsein anzusprechen oder sich am Ende einer Sitzung für die miteinander geteilte Erfahrung oder das entgegengebrachte Vertrauen zu bedanken.

## 5.3 Emotionale Produktivität

Ein zentraler Aspekt, der die Güte der emotionalen Verarbeitung anzeigt, ist die emotionale Produktivität (Greenberg, Auszra & Herrmann 2007; Auszra, Greenberg & Herrmann 2013). Auszra, Greenberg und Herrmann entwickelten die Client Emotional Productivity Scale, um erfassen zu können, inwieweit die emotionalen Prozesse von Klienten zielführend und förderlich oder doch hinderlich sind. Dies erkennen zu können, hilft bei der Entscheidung, ob der Therapeut einen gerade ablaufenden emotionalen Prozess weiter unterstützen sollte oder besser nicht. Befindet sich die Klientin gerade im Distress und kann keine Informationen aus ihren Emotionen ziehen? Wird sie womöglich von ihnen regelrecht weggeschwemmt, oder spürt sie gar nichts? Arbeitet sie gerade in einem konstruktiven Prozess durch ihre schmerzhaften Gefühle hindurch? Welche Unterstützung braucht sie jetzt im Moment, um mit ihren Gefühlen hilfreich arbeiten zu können? Die emotionale Produktivität lässt sich an folgenden drei Punkten erkennen:

1. dem Emotionstyp,
2. der emotionalen Aktivierung und
3. der Art des emotionalen Prozesses.

Eine gute emotionale Produktivität ist wichtig, da sie den Zugang der Klienten zu und den hilfreichen Umgang mit ihren emotionalen Schemata ermöglicht. Wir achten unter anderem darauf, wie Klienten im Hier und Jetzt mit ihren Emotionen umgehen, wie sie mit ihnen in Kontakt sind, welche Art von Emotionen sie erleben, wie stark oder schwach die emotionale Erregung ist, inwieweit sie Verantwortung für ihre Emotionen übernehmen und Informationen aus ihnen gewinnen können. Die Art und Weise, wie Klienten ihre Emotionen erleben und verarbeiten, bezeichnen wir als Mikroprozesse oder Mikromarker.

## Der Emotionstyp

Eine differenzierte Beschreibung der verschiedenen Emotionstypen und hilfreicher Fragestellungen, um eine Einordnung diesbezüglich zu treffen, liefere ich in Kapitel 4. Je nach Emotionstyp ist das therapeutische Vorgehen zu wählen: Therapeutisch hilfreich ist eine primäre Emotion dann, wenn die in ihr enthaltenen Informationen zur Problemlösung genutzt werden können oder wenn eine schmerzhafte maladaptive Emotion durch eine adaptive Emotion transformiert werden kann. Sekundäre und instrumentelle Emotionen sind häufig die Eingangstür in den therapeutischen Prozess. Ihnen sollte empathisch begegnet werden, gleichzeitig aber auf Anzeichen primärer Emotionen geachtet werden, um den emotionalen Erlebensprozess der Klienten zu vertiefen.

## Die emotionale Aktivierung

Wir können nur mit und an emotionalen Schemata arbeiten, wenn sie aktiviert sind und sich die Klientin diesen zuwendet. Emotionen können nonverbal in Form von Tränen, einem Lächeln, einem nach unten abgewandten Blick, einem deutlich sichtbaren Schlucken oder einer geballten Faust zum Ausdruck gebracht werden. Wir achten darüber hinaus auf paraverbales Verhalten wie Seufzer, die Stimmlage und Sprechgeschwindigkeit. Genauso ist es wichtig, darauf zu achten, ob die Klientin wie versteinert oder unbeteiligt über Situationen spricht, die eher traurig, ängstlich oder wütend stimmen würden. Handlungstendenzen können auf die Aktivierung eines Schemas hinweisen. Beispielsweise entspringt der Impuls, sich wie ein Ball zusammenzurollen und unter einer Decke zu verkriechen, einem Gefühl von Scham und Minderwertigkeit.

Eine Klientin, die emotional aktiviert ist, gilt es, in ihrem Erleben zu begleiten: Durch Validierung bei verletzlichen Gefühlen, durch empathische Exploration, Versprachlichung/Symbolisierung und Ausdifferenzierung der Gefühle wird emotionales Erleben vertieft und in seinem Bedeutungsgehalt zugänglich gemacht.

Wird deutlich, dass eine Klientin ihre Gefühle zurückhält und emotional nicht aktiviert ist, ist es indiziert, die Qualität der therapeutischen Beziehung zu hinterfragen und gegebenenfalls an einer Verbesserung zu arbeiten. Sollte sie hingegen auf einer vertrauensvollen Basis stehen, sind eine empathisch-evokative Sprache und die geduldig beharrliche Lenkung des

Aufmerksamkeitsfokus auf körperliches Empfinden sowie die eigene emotionale Resonanz auf die Schilderungen der Klientin hilfreich.

## Die Art des emotionalen Prozesses

Die Art, wie Klienten ihre Emotionen erleben und zum Ausdruck bringen, ist ein wichtiger Prädiktor für den Therapieausgang. Auszra, Herrmann und Greenberg (2013) konnten in der York-Depressionsstudie (Kapitel 14) zeigen, dass die Varianz der Therapieergebnisse über die Faktoren Beziehung und emotionale Erregung hinaus zu 66 Prozent damit erklärt werden konnte, wie produktiv Klienten mit ihren Emotionen in der Arbeitsphase der Therapie umgehen. Dieser Umgang mit Emotionen in der Therapiesitzung wird als emotionale Verarbeitung oder manner of emotional processing bezeichnet. Sie umfasst:

- Aufmerksamkeit,
- Ausdruck und Symbolisierung,
- Kongruenz,
- Regulation,
- Akzeptanz,
- Agency und
- Differenzierung.

### *Aufmerksamkeit*

Wenn sich Klienten ihrer in der Sitzung aktivierten Gefühle bewusst sind, sich ihrem emotionalen Erleben zuwenden und in ihren Schilderungen darauf beziehen, ist dies ein Indikator für eine hilfreiche emotionale Produktivität: „*Puh, wenn ich Ihnen jetzt davon erzähle, dass meine Kolleginnen mir zum Geburtstag nichts geschenkt haben, obwohl das bei uns so üblich ist, bekomme ich einen Kloß im Hals* (Stimme wird brüchig, gerötete Augen). *Es kommt mir nicht auf das Geschenk an, aber es verletzt mich, ich fühle mich so ausgeschlossen.*“ Die Klientin spürt die physiologische Komponente ihrer Traurigkeit, wendet sich ihr zu und beginnt zu explorieren, was die Situation für sie bedeutet.

Ein Hinweis, dass Klienten ihre Emotionen nicht beachten, ist, wenn sie über ihre Tränen, den Ärger in ihrer Stimme oder Körperhaltung hinwegreden und auch auf Nachfragen des Therapeuten nicht innehalten und „in sich hineinhorchen“: „*Sie wirken gerade richtig verärgert auf mich. Sie ballen Ihre Faust.*“ – „*Ach, wissen Sie* (wegwerfende Handbewegung). *Hier in der Stadt laufen doch nur Stoffel rum* (laute Stimme, hohes Sprechtempo). *Wenn ich könnte, würde ich wegziehen. Meine Bekannten sagen dann immer …*" Und so weiter und so fort. Die Klientin nimmt ihren Ärger nicht zur Kenntnis, geht auf das Angebot, sich ihrem Gefühl zuzuwenden, nicht ein, wechselt das Thema und zieht entsprechend keine Erkenntnisse aus dem, was gerade in ihr vor sich geht. Wenn Klienten über ihre Gefühle hinwegreden, sollen sie ermuntert werden, sich ihnen zuzuwenden, indem sie die Aufmerksamkeit auf ihren Körper lenken. Sie können behutsam auf Zeichen emotionaler Aktivierung angesprochen werden: *„Ich sehe Tränen in Ihren Augen. Können Sie mit Ihrer Aufmerksamkeit mal dorthin gehen?" „Sie ballen gerade Ihre Faust. Was passiert in Ihnen, während Sie das tun?" „Was würden Sie jetzt am liebsten tun?"*

Dies gibt ihnen Hinweise auf das Gefühl an sich und die damit verbundenen Handlungsimpulse wie beispielsweise ein Sichwegducken in Form eines eingezogenen Kopfes bei Angst oder Schamerleben. Darüber hinaus sollen Klienten ermutigt werden, schmerzhafte Gefühle auszuhalten und bei ihnen zu verweilen, um die in ihnen enthaltenen Informationen erkennen zu können. *„Können Sie einen Moment bei Ihrer Traurigkeit bleiben und ihr erlauben, sich in Ihnen auszubreiten? Auch wenn es nicht leicht ist und weh tut?"*

### Ausdruck und Symbolisierung

Symbolisierung meint, dass Klienten Worte für ihr emotionales Erleben finden. Sie ist wichtig, um die Bedeutung der Emotion zu ergründen und zu verstehen. Dabei kommt es nicht darauf an, dass Klienten sofort eine exakte Bezeichnung finden. Vielmehr ist der Prozess des Suchens und Auf-sich-wirken-Lassens an sich wichtig, da Klienten hierüber lernen, ihrem emotionalen Erleben – und damit letztendlich sich selbst – Aufmerksamkeit zu schenken. Symbolisierung findet zudem in der therapeutischen Beziehung durch die empathische Einstimmung des Therapeuten statt. Er spiegelt empathisch und vermutet in das hinein, was die Klientin schildert. Symbolisierung ist damit eine Art „Gemeinschaftswerk", eine Co-Konstruktion. An dieser Stelle möchte ich auf die Übung „Synonyme und Antonyme" in Kapitel 6 hinweisen, die dabei hilft, den Wortschatz zu erweitern, um Klienten Worte für ihr Erleben anzubieten.

Symbolisierung meint auch, Emotionen über Handlungen zum Ausdruck zu bringen. Letzteres insbesondere dann, wenn es adaptive Emotionen und Handlungsimpulse sind, wie beispielsweise der Impuls, auf jemanden zuzugehen, statt sich schüchtern zurückzuziehen. Eine Klientin, die an ihrer nicht erfüllbaren Hoffnung, von ihrer Mutter doch noch geliebt zu werden, festhält, könnte diese Hoffnung in Form eines Stuhles symbolisch „vor die Tür stellen" und dann prüfen, wie es ihr damit geht.

In der Arbeit mit Stuhl-Dialogen werden Klienten dazu angehalten, ihre Gefühle und Bedürfnisse direkt, in der Du-Form, an ihr Gegenüber zu richten. Des Weiteren achtet der Therapeut auf einen kongruenten Ausdruck, denn Inkongruenzen können auf die Unterbrechung von Gefühlen, also sekundäre Emotionen, instrumentelle Emotionen oder eine Unsicherheit hinweisen.

Der Ausdruck von Emotionen trägt zu ihrer Regulation bei und ermöglicht, über sie zu reflektieren, sie zu utilisieren oder zu transformieren.

### *Kongruenz*

Wenn eine Klientin auf stimmige Weise ihre Emotionen zum Ausdruck bringen kann, beispielsweise etwas Trauriges erzählt und dabei Tränen in den Augen hat, ist sie ganz bei sich und kann ihr Erleben hilfreich ergründen. Darüber hinaus kann sie in der empathischen therapeutischen Beziehung die therapeutisch wirksame Erfahrung machen, gesehen und unterstützt zu werden. So kann sie ihr ganz persönliches Empfinden – und damit sich als Person – durch die Akzeptanz eines „Zeugen" selber akzeptieren.

Eine Inkongruenz von Emotion und Ausdruck kann ein Hinweis darauf sein, dass eine Klientin sich ihres Erlebens nicht bewusst ist, ihm hilflos gegenübersteht oder es kontrolliert, um nicht davon überflutet zu werden. Es können unabgeschlossene emotionale Prozesse ablaufen, oder die therapeutische Beziehung ist gestört.

Damit kann die Klientin weder die in der Emotion enthaltenen Informationen für sich nutzen, noch kann sie die positive, korrigierende Beziehungserfahrung machen, von jemand anderem so akzeptiert und geschätzt zu werden, wie sie gerade ist.

Aufgabe des Therapeuten ist es folglich, empathisch auf die Diskrepanz zwischen Inhalt und Ausdruck hinzuweisen und anzubieten, sie zu explorieren.

### *Regulation*

Emotionen sollen nicht um ihrer selbst willen erlebt und ausagiert werden. Vielmehr geht es darum, mit ihnen in Kontakt zu treten, um ihren Bedeutungsgehalt nutzen zu können. Hierzu ist eine Arbeitsdistanz notwendig, um aus dem Erleben heraus über die Emotion reflektieren zu können. Die Gefühle können dabei durchaus schmerzhaft und intensiv erlebt werden (Tiefe der Emotion). Der Kontakt zum Therapeuten und die Fähigkeit, über das Erleben zu sprechen, bleiben aber dabei erhalten.

Die Klientin soll ihre Gefühle so regulieren können, dass sie sie spürt und gleichzeitig auf kognitiver Ebene mit ihnen arbeiten kann (Dialektischer Konstruktivismus).

Klienten sollen ihre schmerzhaften Gefühle nicht explizit, also willentlich beeinflussen, sondern sich ihnen akzeptierend zuwenden.

Zur impliziten Emotionsregulation trägt die von Empathie, Wertschätzung und Akzeptanz geprägte therapeutische Beziehung bei, die Klienten ein Gefühl von Sicherheit und Bindung gibt. Auch die sprachliche Benennung, die Symbolisierung von Emotionen trägt zu ihrer Regulation bei: *„Können Sie Ihren Tränen Worte geben?“ „Was sagt Ihre geballte Faust?“*

Wenn Menschen starke Gefühle erleben, neigen sie dazu, ihren Atem anzuhalten, was den Fluss der Gefühle unterbricht. Es ist deshalb wichtig, darauf zu achten, ob einer Klientin der Atem stockt, um sie gegebenenfalls zum Weiteratmen zu ermuntern. Genauso kann es hilfreich sein, dass sich die Klientin erdet und der Therapeut hierzu ein Grounding anleitet: *„Achten Sie darauf, wie Ihre Füße auf dem Boden stehen und Ihr Rücken die Lehne berührt.“*

Sollte eine Klientin allerdings von ihren Gefühlen überflutet werden, womöglich dissoziieren und den Kontakt zum Therapeuten verlieren, ist es seine Aufgabe, ihr dabei zu helfen, sich explizit regulieren zu können. Bei einer Unterregulation kann es hilfreich sein, eine Arbeitsdistanz zum Gefühl herzustellen, so wie beispielsweise in der Dialektisch Behavioralen Therapie ein Emotionssurfing oder die Einnahme einer Beobachterposition vorgeschlagen werden (Bohus & Wolf 2009). Auch Skills wie das Kneten eines Igelballs, während über stark aufwühlende Themen gesprochen wird, sich im Raum bewegen, eine laute Ansprache oder Imaginationsübungen zum sicheren Ort können angewendet werden.

Es ist aber darauf zu achten, diese expliziten Strategien nicht zu voreilig anzuwenden, um implizit Angst vor schmerzhaften Emotionen zu schüren. Das Ziel ist, dass Klienten ihre Emotionen so regulieren können, dass sie sie spüren und mit ihnen arbeiten können.

### Akzeptanz

Ein Ziel der EFT ist es, dass Klienten ihr Gefühlsleben als zu ihrer Person gehörend akzeptieren. Klienten sind nicht selten erstaunt darüber zu hören, dass ihr Ärger, ihre Angst oder Traurigkeit wichtige Ausdrucksmöglichkeiten ihrer selbst sind und dass es sinnvoll ist, sich ihnen zuzuwenden, auch wenn sie schmerzhaft sind oder im Moment unlogisch und unnötig erscheinen.

Vermeintlich negative Gefühle zu haben, wird oft als Zeichen von Schwäche und Unzulänglichkeit empfunden: „*Wenn ich vor anderen weine, mache ich mich nur angreifbar. Diese Schwäche kann jederzeit gegen mich genutzt werden, um mich so richtig zu verletzen.*" „*Sich zu ärgern, bringt doch nichts. Das ist doch ein destruktives Gefühl.*" Aber: Wenn Klienten sich diesem Erleben zuwenden, können ihnen die darin enthaltenen zentralen Bedürfnisse bewusst werden. Sie können hierüber die Erfahrung machen, dass Emotionen eine Quelle wichtiger Informationen sind, sodass sie sie besser akzeptieren und zulassen können.

Auch hier sind die empathische Beziehung und das echte, wertschätzende Interesse des Therapeuten wichtig, um in Klienten in der sicheren therapeutischen Beziehung das Interesse an sich und ihren Emotionen zu wecken. Klienten sollen sich in ihrem Erleben validiert fühlen.

### Agency

Hier geht es darum, dass Klienten die Verantwortung für ihre emotionalen Prozesse übernehmen und sich als aktiv Handelnde in der Konstruktion ihrer selbst und ihrer Realität begreifen. Nicht der Ehemann macht die Klientin wütend, sondern sie sich selber. Auch ist es nicht die Depression, die sie niederdrückt, oder die Hypochondrie, die ihr Angst macht.

An dieser Stelle ist es mir wichtig zu betonen, dass ich es für unbedingt notwendig erachte, für Lebensbedingungen zu sorgen, die es uns ermöglichen, ein zufriedenstellendes, gesundes Leben zu führen. Dies sollte keine rein individuelle Aufgabe sein im Sinne einer Verhaltensprävention, sondern als Verhältnisprävention gesamtgesellschaftlich und damit politisch getragen werden. Dennoch: Gerade wenn ich merke, dass ich mich in meiner Partnerschaft unglücklich oder bei der Arbeit überfordert fühle, sollte ich mich fragen: „*Was passiert in mir, dass ich mich so fühle? Was hat das mit mir und meinen Bedürfnissen zu tun?*“ Nur so werden Klienten (im Prinzip jeder Mensch) in der Lage sein, an ihren maladaptiven inneren Prozessen etwas zu ändern – und infolgedessen im Rahmen des Möglichen auch an ihrer Situation. Solange Klienten anderen die Verantwortung für ihre Emotionen übertragen, werden sie in Passivität, Unzufriedenheit und Resignation verharren. So wird eine Klientin, die sich über die rüde, cholerische Art sowie das ungerechte Verhalten des Chefs beschwert, weil der ihr Angst macht, mit Unwohlsein, Bauchschmerzen, Unkonzentriertheit ihre Arbeit erledigen und sich dazu noch angreifbar und wehrlos fühlen: „*Mein Chef hält mich klein, der macht mich fertig.*“ Wenn die Klientin sich verantwortlich für ihre ängstliche Reaktion fühlt, kann sie sich hilfreich mit ihr auseinandersetzen, beispielsweise im Rahmen eines Unfinished Business (Abschnitt 11.2). Sie kann erkennen, dass sie von ihren Eltern massiv invalidiert und für Fehler mit Schlägen bestraft wurde. Sie kann ihre maladaptive Angst in ein Gefühl der Stärke und Berechtigung transformieren: „*Ich weiß, was ich leiste. Er hat nicht das Recht, so mit mir umzugehen. Ich habe das Recht, ihm Grenzen aufzuzeigen, und verdiene einen fairen Umgang.*“

Ein Zeichen für Agency ist, wenn Klienten in der Ich-Form über ihre Gefühle sprechen: „*Ich bin ärgerlich / ängstlich / traurig. Ich fühle mich glücklich und zufrieden.*“

### Differenzierung

Zu Beginn steht oft eine Emotion: „*Ich bin traurig / wütend / habe Angst.*“ Über die Zeit ist es wichtig, diese auszudifferenzieren, sowohl sprachlich-inhaltlich als auch auf der Erlebensebene.

In der Arbeit mit onkologischen Patienten war dies ein immer wieder bemerkenswerter Prozess. Die Aussage, Angst zu haben, wurde meistens als normal stehen gelassen und nicht weiter ergründet. Aber: wovor genau? Gibt es eine Geschichte neben oder hinter der Angst wegen der Krebserkrankung? Ist diese Angst ein bekanntes, bereits früher erlebtes Gefühl? So berichteten einige Patienten, sie fühlten sich so wie zur Zeit des Krieges, als sie im Keller Schutz vor den Bomben suchen mussten. Gibt es Aspekte der Angst, die sinnvoll sind, und andere, die wichtig zu verändern wären? Ist da „nur" Angst oder auch Traurigkeit über den Verlust der Gesundheit oder gar der Lebensperspektive?

Diese Fragen beziehen sich natürlich nicht nur auf Krebsbetroffene, sondern auf alle Klienten. Klienten, die Schwierigkeiten bei der Differenzierung haben, stecken in ihren Gefühlen oft fest, erleben dieselben Gefühle auf die immer gleiche Art und Weise. Differenzierung findet auf der kognitiven Ebene statt, genauso aber auch im Erleben und Ausdruck. Sie ist prozesshaft, da Klienten neue Bedeutungen, neues körperliches Empfinden und neue Worte entwickeln. Aus einer maladaptiven Scham kann Traurigkeit darüber entstehen, gehänselt und ausgeschlossen worden zu sein. Zu diesem Schmerz kann sich ein adaptiver Ärger über Respektlosigkeit gesellen.

All diese Facetten der emotionalen Produktivität beachten wir zu jedem Zeitpunkt während einer Sitzung. Sie fließen zudem in die Fallformulierung ein. Unser Ziel ist es, Klienten dahin zu begleiten, nicht intellektuell rational über sich zu reflektieren, sondern aus dem emotionalen Erleben heraus ein Wissen über sich zu entwickeln.

Die Fähigkeit, wahrzunehmen, wo Klienten gerade unsere Unterstützung brauchen, ist wichtig, um hilfreich reagieren zu können. Diese Wahrnehmungsfertigkeiten beschreibe ich in Abschnitt 6.1.

**Statt einer Zusammenfassung eine Selbstreflexion**

Hinsichtlich der emotionalen Verarbeitung sind wir Therapeuten ein Modell, weshalb auch zu diesem Thema eine Selbstreflexion sinnvoll ist:

- Schenke ich meinen Gefühlen genügend Aufmerksamkeit?
- Kann ich bestimmte Emotionen, die ich selber erlebe, besser akzeptieren und aushalten als andere?
- Kann ich bestimmte Emotionen, die meine Klienten erleben, besser akzeptieren und aushalten als andere?
- Bringe ich Emotionen kongruent zum Ausdruck?
- Habe ich einen reichhaltigen Wortschatz für Gefühle?

# 6. Therapeutische Fertigkeiten und Prinzipien

„Sie konnte so zuhören, daß ratlose oder unentschlossene Leute auf einmal ganz genau wußten, was sie wollten. Oder daß Schüchterne sich plötzlich frei und mutig fühlten. Oder daß Unglückliche und Bedrückte zuversichtlich und froh wurden. (...) So konnte Momo zuhören!"

(Michael Ende, *Momo*)

An dieser Stelle beschreibe ich relevante Therapieprinzipien wie Wahrnehmungs- und Interventionsfertigkeiten sowie die Bewegung zwischen Folgen (Inhaltsabstinenz) und Leiten (Prozessdirektive), das Zu-Ende-Führen von Aufgaben und die zwischen Therapeutin und Klient bestehende Einigkeit über Aufgaben und Ziele.

Generell ist das Ziel aller EFT-Interventionen, Klienten in ihrer Selbststärkung und -entwicklung zu unterstützen. Durch die Förderung ihrer Selbstexploration sollen sie einen Zugang zu impliziten emotionalen Schemata entwickeln, um die in ihnen enthaltenen adaptiven Informationen nutzbar zu machen oder, im Falle dysfunktionaler Schemata, diese zu verändern.

## 6.1 Wahrnehmungsfertigkeiten

Im vorhergehenden Kapitel habe ich ausgeführt, welche grundlegenden emotionalen Verarbeitungsprozesse der Klienten wir fördern wollen. Wir achten auf die emotionale Aktivierung, die verschiedenen Emotionstypen (Abschnitt 4.1), die Art der emotionalen Verarbeitung sowie die Marker für verschiedene emotionale Verarbeitungsschwierigkeiten (Kapitel 10–12).

### 6.1.1 Die Fähigkeit, die emotionale Aktivierung wahrzunehmen

Diese Fähigkeit wird auch als Dekodierungsfähigkeit bezeichnet (Merten 2003) und hängt eng mit der Präsenz und Empathie der Therapeutin zusammen. Von Moment zu Moment achten wir auf Anzeichen emotionaler Aktivierung, die sich auf non- und paraverbaler Ebene zeigen: die Gestik und Mimik, der Tonfall, das Sprechtempo, aber auch die inhaltliche Ebene. Wir beobachten, was Klienten wie sagen. Diese Prozessbeobachtungen stellen wir Klienten als Einladung zur Selbstexploration zur Verfügung.

So können Tränen ein Ausdruck von Trauer sein, aber genauso auch von Erleichterung, Freude oder Wut. Ein Seufzer kann resigniert oder erleichtert gemeint sein, ein Schulterzucken tatsächlich eine „Egal-Haltung" ausdrücken, aber eben auch Resignation und Hoffnungslosigkeit. Eine geballte Faust kann bedeuten, dass jemand gerade Gefühle zurückhält oder einem Ärger und Handlungsimpuls Nachdruck verleiht.

Dieses para- und nonverbale Verhalten ist der Ausdruck der gerade im Klienten ablaufenden emotionalen Prozesse und seines Umgangs damit. Neben dem nicht konfrontativen Ansprechen der Beobachtungen besteht die Möglichkeit, mit Fragen auf dieses implizite Erleben zu fokussieren und damit zu dessen Explizierung anzuregen:

- *„Was fühlen Sie, während Sie das sagen?"*
- *„Was passiert in Ihnen, während Sie das sagen?"*
- *„Während wir über Ihre Vergangenheit sprechen. Wie haben Sie sich gefühlt? Können Sie sich in den kleinen Jungen von damals hineinversetzen?"*

### 6.1.2 Die Fähigkeit, den Emotionstypus zu erkennen

In Abschnitt 4.1 habe ich die verschiedenen Emotionstypen vorgestellt: primär adaptiv, primär maladaptiv, sekundär und instrumentell. Neben den dort aufgeführten Leitfragen gibt es weitere Aspekte, die bei der Unterscheidung hilfreich sind:

- **Non- und paraverbaler Ausdruck.** – Hört sich die Stimme jammernd (sekundär) an oder klingt sie fest und energisch (adaptiv)? Stimmen Inhalt und Ausdruck überein?

- **Linguistik.** – Spricht der Klient weitschweifig und unkonkret (sekundär) oder konkret und eindringlich (primär)? Formuliert er Du-Botschaften (sekundär) oder Ich-Botschaften (primär)?
- **Generelles Wissen über Emotionen als Reaktion auf Situationen.** – Es passt beispielsweise nicht gut zusammen, wenn jemand sagt, er sei nach der Trennung „stocksauer" auf seine Expartnerin, weil ihm nun „die Decke auf den Kopf fällt" und er mit sich nichts anzufangen wisse. Hier überdeckt sekundärer Ärger höchstwahrscheinlich Trauer über den Verlust der Partnerin und ein Gefühl des Alleinseins. Beachtenswert ist auch, ob die Handlungstendenz, die einer Emotion entspringt, stimmig ist: Motiviert der Ärger dazu, sich erfolgreich zu behaupten (adaptiv), oder gefährdet er Beziehungen (maladaptiv, instrumentell)? Führt der Ausdruck von Traurigkeit zu einem Gefühl der Resignation (sekundär), der Scham und Schwäche (maladaptiv), oder hilft er, sich Unterstützung zu suchen (adaptiv)?
- **Was passiert mit dem Gefühl, wenn es ausgedrückt wird?** Dreht sich der Klient im Kreis und bleibt darin stecken (sekundär)? Fühlt es sich wie ein alter, ewig wiederkehrender Schmerz an (maladaptiv)? Ermöglicht es dem Klienten, neue Erkenntnisse über sich zu gewinnen (primär)?

### 6.1.3 *Die Fähigkeit, die Art der emotionalen Verarbeitung wahrzunehmen*

Diese Fähigkeit ist eng verknüpft mit der, die emotionale Aktivierung wahrzunehmen. Denn Letztere kann zuweilen ganz „still" und dabei dennoch tief ablaufen. In Abschnitt 5.3 habe ich die emotionale Produktivität als einen Aspekt dargestellt, der die Art der emotionalen Verarbeitung kennzeichnet. Im Folgenden beschreibe ich Merkmale der Stimmqualität, die ebenfalls ein Indikator für die Art der emotionalen Verarbeitung ist. Die Stimmqualität umfasst den Klang der Stimme, die Satzmelodie und das Sprechtempo.

Rice und Wagstaff (1967) sowie Rice und Kerr (1986) unterscheiden vier unterschiedliche Qualitäten der Stimme, von denen eine fokussierte und emotionale Stimmqualität mit positivem, eine externale und limitierte Stimmqualität mit einem negativen Therapieverlauf korrelieren (in Auszra, Herrmann & Greenberg 2016).

Eine **fokussierte Stimme** ist daran zu erkennen, dass Klienten nicht mehr „geschliffen" sprechen, sondern langsamer, stockender und mit nach innen gerichteter Aufmerksamkeit nach passenden Ausdrücken für ihr emotionales Erleben suchen. Sie ist ein Zeichen für eine gerade ablaufende Selbstexploration.

In der **emotionalen Stimme** spiegeln sich definitionsgemäß die zum Ausdruck gebrachten Emotionen wider: Ärger zeigt sich in einer festen, lauten, unter Umständen schnelleren Stimme, Traurigkeit hingegen bringt die Stimme ins Stocken, sie wird leiser und kann brechen.

Eine **externale Stimme** vermittelt den Eindruck, dass ein Klient über sein Erleben hinwegredet, womöglich den immer gleichen Inhalt zum x-ten Mal gleichsam referiert.

Eine **limitierte Stimme** schließlich ist Ausdruck einer Unterdrückung von Gefühlen. Sie klingt gehemmt, zaghaft und vorsichtig. Sie spiegelt das fehlende Vertrauen wider, Gefühle zuzulassen und zu zeigen.

Da Therapie eine Co-Kreation ist, bestimmt auch die Stimmqualität der Therapeutin, ob und wie sich Klienten auf ihr emotionales Erleben einlassen. Insofern ist es nicht nur wichtig, die Stimmqualität der Klienten wahrnehmen zu können, sondern im Sinne einer Handlungsfertigkeit die eigene Stimme modulieren und an die emotionalen Prozesse der Klienten anpassen zu können.

**Fragen zur Selbstreflexion**

Auch zu dieser Thematik ist es sinnvoll, Sitzungen auf Video aufzunehmen, um sich selber zu beobachten unter den Gesichtspunkten:

- Sind mein sprachlicher und non-/paraverbaler Ausdruck kongruent?
- Spiegele ich mit meiner Stimmqualität das emotionale Erleben des Klienten, oder bin ich stärker/schwächer als er im Ausdruck?
- Fördere ich mit der Qualität meiner Stimme das Erleben des Klienten oder bremse ich seinen emotionalen Ausdruck?
- Übersehe oder übergehe ich die „kleinen Zeichen" emotionaler Aktivierung?

### 6.1.4 Die Fähigkeit, die Erlebenstiefe wahrzunehmen

Die Erlebenstiefe, die ebenfalls ein Indikator für die Güte der emotionalen Verarbeitung ist, darf nicht mit der emotionalen Aktivierung verwechselt werden, wenngleich sie sich in ihr – insbesondere in der Stimmqualität – spiegelt. Hierbei geht es darum, wie Klienten inhaltlich über ihr emotionales Erleben sprechen, wobei die Skala von „intellektualisierend", „abstrakt und ohne Bezug zur subjektiven Bedeutung" bis hin zu „Integration" und „Exploration neu bewusst gewordener Gefühle", die auf weitere Bereiche des subjektiven Erlebens bezogen werden, reicht (Auszra, Herrmann & Greenberg 2016, S. 83).

In der EFT streben wir in der Regel eine mittlere Erlebenstiefe an, in der Klienten auf ihr emotionales Erleben fokussiert sind und von diesem Erleben aus sprechen. Erkennbar ist sie an einer fokussierten Stimmqualität, einem suchend nach innen gerichteten Blick sowie non- und paraverbal zum Ausdruck gebrachten Emotionen. Sie zeigt sich in einer Selbstexploration, die den Klienten dabei hilft, den Sinn ihres Erlebens zu erfassen. In der Erlebenstiefe manifestiert sich quasi der Dialektische Konstruktivismus: Das körperlich vermittelte emotionale Erleben erhält über Sprache und Reflexion eine persönliche Bedeutung, die in das biografische Narrativ eingebettet ist, was wiederum auf die emotionale Ebene zurückwirkt.

Die Erlebenstiefe sagt über verschiedene Therapieschulen hinweg positive Therapieergebnisse voraus.

### 6.1.5 Die Fähigkeit, sich vom Schmerzkompass leiten zu lassen

Hier fließen die zuvor genannten Facetten der emotionalen Verarbeitung zusammen. Eindringlichkeit zeigt sich in einer fokussierten, emotionalen Stimmqualität, im nonverbalen Ausdruck in Mimik, Gestik und Körperhaltung sowie auf der inhaltlichen Ebene. Sie ist das Zeichen dafür, dass ein Klient bei seinem Kernschmerz angekommen ist. Eindringliche Schilderungen berühren uns Therapeuten. Wir schwingen quasi mit dem Klienten mit. Wenn Klienten bei ihrem zentralen, schmerzhaften Kernschema ankommen, ist es an der Zeit, dabei zu verweilen und die verschiedenen Komponenten zu erschließen, sodass es letztendlich transformiert werden kann.

Es ist also wichtig, erkennen bzw. erspüren zu können, ob im Klienten das maladaptive Schema, der Kernschmerz, aktiviert ist oder ob es einer weiteren Vertiefung des emotionalen Erlebens bedarf.

## 6.2 Handlungsprinzipien

Die Wahrnehmungsfertigkeiten bilden die Grundlage für die Prinzipien, nach denen Therapeuten handeln, um die Verarbeitungsprozesse ihrer Klienten zu fördern. Diese Handlungsprinzipien stelle ich nun vor.

### *6.2.1 Folgen und Leiten*

Emotionsfokussiert zu arbeiten, bedeutet, sich zwischen Folgen und Leiten der Klienten zu bewegen. Folgen meint dabei die von Moment zu Moment stattfindende Einstimmung auf das Erleben der Klienten, die sich in empathischem Verbalisieren sowie non- und paraverbalem Verhalten zeigt. Während des empathischen Folgens ist es wichtig, auf Mikro- und Makromarker zu achten, um Klienten hilfreich leiten zu können. Leiten lenkt die Aufmerksamkeit der Klienten auf ihre emotionalen Verarbeitungsprozesse im Hier und Jetzt der Therapiestunde. Es umfasst das Mitteilen von Prozessbeobachtungen, empathisches Vermuten, Explorieren und Evozieren. Therapeuten leiten Klienten darüber hinaus, indem sie therapeutische Aufgaben wie Focusing oder Stuhl-Dialoge vorschlagen. Dabei ist es wichtig, die Verarbeitungsprozesse und -schwierigkeiten der Klienten gut zu erkennen, wofür die oben benannten Wahrnehmungsfertigkeiten die zentrale Voraussetzung bilden.

### *6.2.2 Einigkeit über Ziele und Aufgaben*

Eine weitere Voraussetzung dafür, konkrete therapeutische Aufgaben vorzuschlagen, ist, dass sich Therapeutin und Klient über die Therapieziele einig sind und für die jeweilige Sitzung einen Fokus formuliert haben. Wie in jeder anderen Therapierichtung auch, ist es wichtig, anhand der Erwartungen und Zielvorstellungen des Klienten die Rationale für allgemeine EFT-Prinzipien sowie die spezifischen Interventionen zu erläutern. Wir bevorzugen dabei eine erlebensorientierte Vorgehensweise: Am Beispiel der vom Klienten benannten oder gerade gezeigten Probleme lassen sich die Rationale (Kapitel 12) anhand seines Erlebens anschaulich und nachvollziehbar formulieren.

### 6.2.3 Aufgaben vorschlagen und zu Ende führen

Nimmt der Therapeut in der Sitzung einen Marker für eine spezifische Aufgabe wahr, schlägt er diese vor und achtet darauf, diesen Fokus zu halten. In der Stuhl-Arbeit mit einem selbstkritischen Prozess kann beispielsweise der Marker für ein Unfinished Business mit den Eltern auftauchen, da deren fortgesetzte Kritik und Abwertung, die sich als internalisierter Kritiker zeigen, das Bedürfnis nach Liebe und Anerkennung frustrierten. Es ist dann gemeinsam mit dem Klienten zu entscheiden, ob vom Zwei-Stuhl-Dialog zur Leeren-Stuhl-Arbeit mit den Eltern gewechselt werden soll. Im Sinne des übergeordneten Fallkonzepts ist es die Aufgabe des Therapeuten, im Blick zu behalten, dass beide Aufgaben im Verlauf der Gesamttherapie behandelt werden.

Eine Aufgabe gilt dann als gelöst, wenn das zugrunde liegende maladaptive Schema transformiert werden konnte. Das bedeutet übrigens nicht, dass die Aufgabe während einer Stunde beendet werden soll oder kann.

### 6.2.4 Selbstentwicklung und Selbststärkung fördern

Abgesehen von der Transformation maladaptiver Schemata verfolgen wir in der EFT das Ziel, die Selbstbestimmung und Selbststärkung der Klienten zu fördern. Dies entspricht der neohumanistischen Grundhaltung, Klienten als aktiv Teilnehmende und Handelnde nicht nur der Therapie, sondern ihres gesamten Lebens zu sehen. Sie sind somit die Experten für die zu bearbeitenden Inhalte ihres Erlebens. Therapeut und Klient arbeiten mit geteilten Verantwortlichkeiten: Klienten bringen Inhalte ein, mit denen sie sich befassen wollen, Therapeuten regen therapeutische Aufgaben an, die Prozesse anstoßen, die den nächsten möglichen Entwicklungsschritt fördern. Damit ist gemeint, dass das Implizite, das gerade erkennbar wird, explizit gemacht wird, ohne dem Erleben des Klienten zu weit voraus zu sein. Manche Klienten benötigen erst Unterstützung dabei, überhaupt ihre emotionalen Prozesse wahrnehmen und benennen zu können, bevor an deren Differenzierung, geschweige denn Veränderung gedacht werden kann. Wenn ein Klient darüber trauert, dass ihm Unrecht getan wurde, und er jeden Grund hätte, darüber auch verärgert zu sein, so hilft es ihm nicht, diesen von ihm (noch) nicht gespürten Ärger von ihm einzufordern. Vielmehr geht es darum, adaptiven Ärger ab dem Moment zu benennen, ab dem er aufkeimt und vielleicht als geballte Faust oder eine veränderte Stimme wahrnehmbar wird.

### 6.2.5 Emotionales Erleben vertiefen

In der EFT verfolgen wir das Ziel, konstruktive emotionale Verarbeitungsprozesse zu fördern, indem wir Klienten dabei unterstützen, ihr emotionales Erleben zu vertiefen: Wir begleiten sie auf ihrem Weg von den sekundären oder instrumentellen Emotionen hin zu ihren primären Emotionen. An dieser Stelle möchte ich einige Aspekte, die dabei hilfreich sind, auflisten. Diese müssen in einen emotionsfreundlichen Rahmen eingebettet sein und kreieren diesen gleichsam mit.

Unsere Stimme ist ein wichtiges Instrument, das Klienten signalisieren kann: „Ich bin bei Ihnen“, indem ich Sprechtempo und Stimmklang auf das emotionale Erleben abstimme („focused voice“). Wenn ich die Trauer eines Klienten spüre, er aber noch eine externale, nicht fokussierte Stimme hat, kann ich über ein langsameres, leiseres und tieferes Sprechen seiner Trauer Ausdruck verleihen und quasi einen Raum für sein Gefühl schaffen. Genauso hilfreich ist es, meine Mimik, Gestik und Körperhaltung anzupassen und schließlich aus der Erlebensperspektive des Klienten zu sprechen. Statt „Sie fühlen sich so alleine“ kann ich die „Ich-Form“ wählen: „Und ich fühle mich so alleine.“

Vertiefend wirken folgende Focusing-Fragen:

- Wie fühlt *es* sich an, wenn Sie davon erzählen?
- Was nehmen Sie jetzt gerade *im Körper* wahr?
- Was passiert gerade *in* Ihnen?
- Können Sie für einen Moment mit Ihrer Aufmerksamkeit nach innen gehen und schauen, was es mit Ihnen macht?
- Wenn Sie *das alles* auf sich wirken lassen, was macht das mit Ihnen?

Es bieten sich auch Fragen nach der Handlungstendenz oder dem Bedürfnis an:

- Was würden Sie am liebsten tun?
- Was wollen Sie / Was wollen Sie nicht (z. B. bei Ärger)?

- Was vermissen Sie (bei Traurigkeit)?
- Frage nach der Bedeutung: Was ist das Schmerzhafteste daran? Was fühlt sich am schlimmsten an? Was tut am meisten weh?

Fragen gilt es allerdings dosiert einzusetzen; sie sollten in empathisches Verstehen, Bestärken sowie evokative Empathie eingewoben sein. So ist es möglich, die verschiedenen Schemakomponenten, die zu der Emotion gehören, empathisch widerzuspiegeln:

- das **unerfüllte Bedürfnis** in der Situation („Ich habe mich so schutzlos gefühlt"),
- die **Situation** („Alles war so fremd und hatte was Bedrohliches"),
- die **Handlungstendenz** („Sie sind einfach erstarrt"),
- den **Felt Sense** („ein kalter Stein im Magen", „in sich zusammenziehen", „Nebel im Kopf", „auf schwankendem Boden stehen" usw.).

Generell empfiehlt es sich, einen reichhaltigen Sprachschatz für emotionales Erleben sowie einen Fundus an Metaphern zu entwickeln. Genauso wichtig ist es, die Bilder der Klienten aufzugreifen. So beschrieb eine meiner Klientinnen ihre Angst vor dem Verlassenwerden sehr eindrücklich: „Das fühlt sich so an, als ob eine eiskalte Hand sich um mein Herz schließen würde und dann zu einer Faust wird."

ÜBUNG

### Synonyme und Antonyme

Die Idee zu dieser Übung entstammt der Ausbildung zur klientenzentrierten Gesprächspsychotherapeutin. Sie wurde von unserem Ausbilder dem Buch *Praxis der Gesprächspsychotherapie* (Minsel 1974) entnommen. Ich habe die Idee übernommen, aber die Liste inhaltlich verändert.

Das Lernziel ist, eine „Flexibilität (schnell und differenziert) im Ansprechen von inneren psychischen Zuständen eines Klienten durch den Gesprächspartner" (ebd., S. 137) zu erreichen.

Die folgenden gefühlsbezogenen Begriffe und Formulierungen werden typischerweise von Klienten genannt. Die Übung besteht darin, jeweils drei Synonyme und drei Antonyme zu finden:

- sich freuen
- interessiert sein
- sich ärgern
- faul sein

- den Mut verloren haben
- grollen
- sich seltsam vorkommen
- sich wie verloren fühlen
- keinen Bock haben
- verwirrt sein
- sich wie ein Mauerblümchen fühlen
- innere Ruhe haben
- es kaum abwarten können
- keinen Sinn mehr sehen
- Hoffnung haben
- voller Hass sein
- sich leer fühlen
- glücklich sein
- stolz auf sich sein

**Zusammenfassung**

In den vorangegangenen Abschnitten habe ich verschiedene therapeutische Fertigkeiten beschrieben, die sich in der Psychotherapieprozessforschung als wichtig für einen positiven Therapieverlauf herausgestellt haben. Sie umfassen einerseits die Kompetenz, die in Klienten ablaufenden emotionalen Prozesse von Moment zu Moment wahrzunehmen und in ihrer Güte für den Verarbeitungs- und Veränderungsprozess einordnen zu können. Hierzu gehört die Beachtung para- und nonverbaler Zeichen des emotionalen Ausdrucks wie die Körperhaltung, Mimik oder die Qualität der Stimme. Diese Beobachtungen leiten das therapeutische Handeln, das zwischen Folgen und Leiten pendelt und dem Schmerzkompass folgt, um Klienten auf ihrem Weg zu mehr Selbstgewahrsein, Selbstbestimmung und einer resilienten Selbstorganisation zu begleiten.

Insofern bedarf es mehr als des im Mottozitat beschriebenen Zuhörens, das Momo so vortrefflich beherrscht. Wahrscheinlich liegt das „Geheimnis" ihrer Kunst des Zuhörens in der Fähigkeit, den Menschen mit Präsenz und Empathie zu begegnen. In Kapitel 7 und Abschnitt 10.1 werden Sie zu beidem mehr erfahren.

# 7. Die therapeutische Allianz

„Ein Therapeut sollte wissen, dass es viel bewirkt, einem Klienten einfach Gesellschaft zu leisten in genau dem, was der Klient ausdrückt. (...) Eine sichere und beständige menschliche Präsenz, die bereit ist mitzutragen, was auch immer aufkommen mag, ist ein höchst wirkungsvoller Faktor."

(Eugen Gendlin)

Allen humanistischen Psychotherapieverfahren ist gemein, dass der therapeutischen Beziehung eine besondere Bedeutung zukommt. Sie ist, da sie eine korrigierende Beziehungserfahrung darstellt, bereits ein therapeutischer Prozess und nicht nur Mittel zum Zweck nach dem Motto: Am Anfang bauen wir die therapeutische Beziehung auf, dann folgt die eigentliche therapeutische Arbeit. Eine gute therapeutische Allianz hilft auch bei der Fallformulierung (Abschnitt 9.3). Klienten, die sich bei ihrer Therapeutin nicht gut aufgehoben fühlen, werden wichtige Informationen über sich zurückhalten. Rhonda Goldman und Leslie Greenberg führen aus: „EFT therapists do, however, place weight on building a strong therapeutic alliance and trusting emotional bond because these are seen as essential to the success of the case formulation process and therapy itself" (2015, S. 63).

Solange Klienten sich nicht akzeptiert, geschätzt und damit in der Beziehung zur Therapeutin sicher fühlen, werden sie nicht bereit sein, sich ihrem schmerzhaften Erleben zuzuwenden oder es gar auszusprechen und eine andere Person daran teilhaben zu lassen. Wie in Abschnitt 10.1 dargestellt, ist Empathie als Haltung und als erlebbares Verhalten unabdingbar. Doch welche Bedingungen tragen noch zum Aufbau einer tragfähigen, vertrauensvollen und damit veränderungsfördernden therapeutischen Beziehung bei? In diesem Kapitel werde ich das Thema Präsenz und Selbstöffnung der Therapeutin darlegen.

## 7.1 Die Präsenz der Therapeutin

Die therapeutische Beziehung wird von gegenseitiger Wertschätzung und Akzeptanz sowie Empathie und Echtheit/Kongruenz der Therapeutin getragen. Um diese drei Beziehungsvariablen verwirklichen zu können, ist Präsenz eine zentrale Voraussetzung. Bereits Rogers benannte sie als vierte und womöglich wichtigste Basisvariable.

In der EFT-Community forscht insbesondere Shari Geller zu diesem Thema. Die Ausführungen der Abschnitte 7.1 bis 7.2.2 beziehen sich auf das Buch *Therapeutic Presence* (2012), das sie gemeinsam mit Greenberg verfasste. Sie entwickelten mit weiteren Kolleginnen und Kollegen Anfang bis Mitte der 2000er-Jahre zwei Instrumente zur Messung von Präsenz: das Therapeutic Presence Inventory (TPI-T), mit dem Therapeuten ihre eigene Präsenz in einer Sitzung einschätzen können, sowie das TPI-C für Klienten, die damit angeben können, inwieweit sie ihre Therapeutin als präsent erlebt haben.

Es zeigte sich ein signifikanter Zusammenhang zwischen der vom Klienten erlebten Präsenz, der Stärke der therapeutischen Beziehung und einem positiven Therapieergebnis. Klienten bewerteten eine Sitzung dann als hilfreich und veränderungsfördernd, wenn sie ihre Therapeutin als präsent und dadurch die therapeutische Allianz als stark erlebt hatten.

Präsenz ist transtheoretisch und für verschiedene therapeutische Ansätze hilfreich. Sie verbessert unter der Voraussetzung, dass sie von der Klientin erlebt wird, nicht nur die Ergebnisse humanistischer und prozesserlebensorientierter Therapien, sondern hat auch positive Effekte auf tiefenpsychologisch fundierte und kognitiv-verhaltenstherapeutische Therapien.

Präsenz ist die Grundlage dafür, Klienten zu verstehen und darauf aufbauend hilfreich mit ihnen therapeutisch arbeiten zu können. Es geht weniger darum, was zu tun ist, sondern wie eine Therapeutin mit der Klientin ist:

> „... therapeutic presence involves having one's whole self in the encounter with a client by being completely in the moment physically, emotionally, cognitively, and spiritually. Therapeutic presence involves being open and receptive to what is poignant in the moment, and this allows for an attunement to the other that is based on sensing the other's as one's own experience and the relationship between them."
>
> (Geller & Greenberg 2012, S. 52)

Präsenz bedeutet, dass die Therapeutin in der Begegnung mit einer Klientin ganz auf den Augenblick konzentriert ist. Sie soll sich mit größtmöglicher Offenheit und Interesse ganz auf die Klientin einstellen, während sie zugleich mit ihren eigenen gesunden Selbstanteilen im Kontakt ist. Dies ermöglicht ihr, gegenüber der Klientin feinfühlig und passgenau therapeutisch zu handeln.

Die Voraussetzung hierfür ist, Vorannahmen, EFT- (oder andere therapeutische) Konzepte und Therapiestrategien sowie eigene Sorgen und Themen gedanklich beiseitezustellen. Dies gelingt mal mehr, mal weniger gut und erfordert einen ständigen Prozess der Übung und des Praktizierens von Präsenz.

Ein weiterer wichtiger Aspekt: Präsenz schützt Therapeuten davor, sich selber aus dem Blick zu verlieren und über kurz oder lang auszubrennen. Präsenz setzt voraus und umfasst, auch in Momenten starker, unangenehmer Emotionen und schwieriger Themen „geerdet" zu sein sowie der Klientin eine nicht wertende, sondern akzeptierende Aufmerksamkeit entgegenbringen zu können. Dies fördert das Verständnis für sie und schützt vor dem Gefühl, überfordert zu sein oder überflutet zu werden.

## 7.2 Komponenten von Präsenz

Therapeutisch wirksam wird Präsenz aufgrund verschiedener Faktoren: So hilft sie zu erkennen, was gerade für die Klientin emotional bedeutsam ist, ob die therapeutische Beziehung stark ist und der Klientin diese Begegnung etwas bedeutet. Wenn die Klientin die Präsenz der Therapeutin spürt, erfährt sie, dass ihr Erleben ohne Wertung und ohne Vorurteil angenommen wird, dass sie gehört und gesehen wird in dem, wie sie gerade ist. Hierüber kann sie erleben, nicht alleine, sondern jemandem wichtig zu sein, und sie kann durch diese Erfahrung beginnen, sich selber etwas zu bedeuten. Sie kann Selbstgewahrsein hinsichtlich ihres Erlebens und ihrer Bedürfnisse sowie ein Selbstmitgefühl entwickeln.

Geller und Greenberg (2012) beschreiben drei Komponenten von Präsenz:

- die Schaffung der Grundlage für Präsenz,
- der Prozess der Präsenz und
- das Erleben von Präsenz im Moment der therapeutischen Begegnung.

Die beiden ersten Komponenten werde ich nun ausführlicher beschreiben.

### 7.2.1 Die Grundlage für Präsenz schaffen

Ein bedeutsamer Aspekt therapeutischer Präsenz ist das affektive Eingestimmtsein auf die Klientin, das auf folgenden Grundsätzen basiert:

> Die Klientin soll weder im Denken, Handeln noch Fühlen verändert werden. Stattdessen geht es darum, mit ihr im Hier und Jetzt ihres Erlebens zu sein. Die Therapeutin soll hierfür ihre eigenen Themen beiseitestellen, damit sie ihre Aufmerksamkeit für die Prozesse der Klientin nicht stören. So kann sie feiner wahrnehmen, was in ihr gerade vorgeht und welche nächsten Schritte hilfreich sein können.

Es gibt verschiedene Möglichkeiten, außerhalb der Arbeitssituation sowie während eines Arbeitstages Präsenz in sich zu kultivieren. Im eigenen Leben beispielsweise dadurch, auf einen Ausgleich zur Arbeit zu achten: Sei es durch das Pflegen von Freundschaften, die Beschäftigung mit Musik, Literatur und Kunst oder Tieren und der Natur. Persönliches und berufliches Wachstum gehören ebenso dazu. Sich auf eigene Werte, seien sie humanistischer oder spiritueller Art, zu besinnen, eigene Stärken und Schwächen zu kennen und an ihnen zu arbeiten, hilft, eine Stabilität in sich zu entwickeln, die wiederum das präsente Dasein für und mit Klienten ermöglicht. Um nicht in einen Trott zu fallen, ist es wichtig, sich hinsichtlich der stetigen Weiterentwicklung von Psychotherapie auf dem Laufenden zu halten, indem man Workshops oder Konferenzen besucht und sich mit Kollegen austauscht.

Während eines Arbeitstages die Grundlage für Präsenz zu schaffen, erfordert Zeit und die absichtsvolle Bereitschaft, sich innerlich frei zu machen von eigenen Bedürfnissen, Zweifeln, Vorurteilen, Plänen und Konzepten.

Geller und Greenberg schlagen in ihrem Buch vor, sich in Präsenz zu üben und sie in den beruflichen wie privaten Alltag zu integrieren. Einige dieser Übungen möchte ich Ihnen an dieser Stelle (übersetzt) zur Verfügung stellen:

**ÜBUNG**

Wir laden Sie ein, sich einen Moment Zeit zu nehmen, darüber zu reflektieren, wie Sie sich auf Therapiesitzungen vorbereiten:

- Nehmen Sie sich einen Moment, um innezuhalten, atmen Sie, horchen Sie in sich hinein.
- Wie verhalten Sie sich normalerweise zu Beginn einer Sitzung oder zwischen Sitzungen? Welchen Tätigkeiten gehen Sie nach? Wie verbringen Sie Ihre Zeit in diesen wenigen kostbaren Momenten?
- Wie viel Ruhe gönnen Sie sich zur Vorbereitung auf eine Sitzung? Pflegen Sie Rituale im Vorfeld?
- Wie können Sie sich ein bis fünf Minuten vor oder zwischen jeder Sitzung freihalten, um Ihre Ruhe, Ihre Aufnahmebereitschaft und -fähigkeit zu stärken?
- Achten Sie in der nächsten Woche darauf, ob Sie sich diese ein bis fünf Minuten am Anfang des Tages oder zwischen den Sitzungen geben. Beobachten Sie, ob sich dadurch Ihre Präsenz steigert. Wenn dem so ist, beobachten Sie, ob dies einen Einfluss auf Sie, Ihre Klienten und die therapeutische Beziehung hat.

(Übersetzt nach Geller & Greenberg 2012, S. 85)

Um zur Ruhe zu kommen oder sich aufnahmebereit zu fühlen, kann es hilfreich sein, tief durchzuatmen, einen Bodyscan durchzuführen, im Raum auf und ab zu gehen, sich zu strecken oder aus dem Fenster zu schauen. Ein weiterer, nicht zu unterschätzender Aspekt ist die Gestaltung der Therapieräume. Laden sie dazu ein, sich wohl zu fühlen und aufmerksam sein zu können?

Der Blick in die Aufzeichnungen über die nächste Klientin bereitet innerlich auf sie vor. Es ist möglich, wie zu Beginn eines Focusing-Prozesses, eigene Themen gedanklich zu sortieren und beiseitezustellen („einen Freiraum schaffen“, Gendlin 2014; Gendlin & Wiltschko 2016).

Zuweilen kann es notwendig sein, eigene Themen in einer Supervision, Selbsterfahrung oder einer vertrauten Intervisionsgruppe zu klären, damit diese nicht störend in die Therapie hineinwirken. Dieser Aspekt ist auch bezüglich der Selbstöffnung der Therapeutin, über die ich in Abschnitt 7.3 geschrieben habe, sehr wichtig. Die Klärung und Beachtung eigener emotionaler Erfahrungen unterstützt nicht nur die persönliche, sondern auch die professionelle Entwicklung einer Therapeutin und hilft, Klienten empathisch zu verstehen.

### 7.2.2 *Der Prozess der Präsenz*

> „(...) the therapy process unfolds moment to moment, as the therapist stays open and attuned to the client's experience and to his or her own internal experience. The process is guided by theory as well as presence, but it is the being-in-the-moment quality that allows aspects of theory, technique, or intervention to emerge in the conduit of the therapist as he or she is listening and responding to the client fully in the moment."
>
> (Geller & Greenberg 2012, S. 89)

Eine präsente Therapeutin bezieht in ihre Aufmerksamkeit die eigene körperliche Resonanz auf das, was die Klientin gerade zum Ausdruck bringt, sowie ihr Erleben von der therapeutischen Beziehung ein. Drei Kategorien konnten gefunden werden, zwischen denen präsente Therapeuten während einer Sitzung entweder hin- und herpendeln oder die sie zeitgleich spüren:

1. die Aufnahmebereitschaft / -fähigkeit (receptivity),
2. die nach innen gerichtete Teilnahme (inwardly attending) und
3. ein nach außen gerichteter Kontakt (extending and contact).

ÜBUNG

**Wechsel der Aufmerksamkeit zwischen innen und außen**

Wir laden Sie zu einer Erfahrung mit dem Wechsel Ihrer Aufmerksamkeit ein, der wichtig für den Prozess der Präsenz ist:

- Nehmen Sie sich einen Moment Zeit, innezuhalten, schließen Sie leicht Ihre Augen.
- Atmen Sie tief ein und erlauben Sie Ihrer Aufmerksamkeit, zu Ihrer Bauchatmung zu gehen.
- Werden Sie sich des natürlichen Rhythmus Ihres Atems jetzt im Moment bewusst. Ist er schnell oder langsam? Tief oder flach? Nehmen Sie nur wahr, wie es gerade ist, ohne es zu verändern.
- Erlauben Sie Ihrer Aufmerksamkeit, bei Ihrem natürlichen Rhythmus des Hebens und Senkens Ihres Bauches zu sein, wenn Sie ein- und ausatmen.

- Nun nehmen Sie sich einen Moment Zeit, um auf die Geräusche um Sie herum zu achten. Achten Sie auf die leisen und die lauten Geräusche. Reagieren Sie nicht darauf, nehmen Sie nur wahr.
- Erlauben Sie Ihrer Aufmerksamkeit, zur Bewegung Ihres Bauches im Rhythmus Ihres Atmens zurückzukehren.
- Erlauben Sie Ihrer Aufmerksamkeit, zwischen dem Fühlen Ihres Atems und dem Hören der Geräusche um Sie herum hin- und herzuschwingen.
- Wenn Sie so weit sind, öffnen Sie Ihre Augen und bleiben im Kontakt mit Ihrem Atem.
- Nehmen Sie sich einen Moment Zeit, um sich im Zimmer umzuschauen und wahrzunehmen, was um Sie herum ist, während Sie im Kontakt mit Ihrem Atem bleiben.

(Übersetzt nach Geller & Greenberg 2012, S. 94 f.)

Die *Aufnahmebereitschaft* erfordert eine Offenheit und Akzeptanz gegenüber allem, was Klienten ansprechen und wie sie sich in die Sitzung einbringen. Sie zeigt sich darin, dass in der Therapeutin eine körperliche Resonanz entsteht, beispielsweise ein Kloß im Hals, wenn eine Klientin über einen Verlust spricht. Diese körperliche Reaktion hilft bei der Unterscheidung der Emotionstypen: Ist der Klumpen im Magen ein Ausdruck von Mitgefühl (primär) oder eines Genervtseins, einer Ungeduld (sekundär)?

Die *nach innen gerichtete Teilnahme* umfasst die Idee, dass Therapeuten als Person ein „Werkzeug" sind. Die Voraussetzungen hierfür sind: ein Vertrauen in sich selbst, ein kreativer und spontaner Umgang mit dem Therapieprozess, Authentizität und Kongruenz sowie die Fähigkeit, mit der Aufmerksamkeit immer wieder zur Klientin zurückzukommen. Das, was eine Klientin schildert, kann eigene Themen berühren und damit ablenken. In diesen Momenten ist es wichtig, dies innerlich kurz zu beachten, um es dann bewusst zur Seite stellen zu können: *„Aha, das ist gerade mein Ärger über … Damit werde ich mich später beschäftigen, wenn ich Zeit habe."*

Mit *nach außen gerichtetem Kontakt* ist gemeint, dass eine Therapeutin direkt in eine Beziehung von Mensch zu Mensch mit der Klientin eintritt, sodass beide einen Erfahrungsraum miteinander teilen: „Therapists offer their whole selves professionally, personally, and experientially to their clients and attend to the essence of their clients from the essence of themselves" (Geller & Greenberg 2012, S. 105). Diese Beziehung zeigt sich darin, dass sich beide in Tempo und Rhythmus angleichen. Therapeutin und Klientin überfordern oder dominieren den jeweils anderen nicht. In der füreinander offenen Beziehung behält die Therapeutin das Gefühl für ihre Eigenständigkeit und kann zwischen der „Verschmelzung" mit der Klientin und der nach innen gerichteten Aufmerksamkeit auf sich selbst hin- und herwechseln.

ÜBUNG

**Förderung von Präsenz: das Akronym PRESENCE**

- **P**ause – Halten Sie inne.
- **R**elax in the moment – Entspannen Sie sich für einen Moment.
- **E**nhance awareness of your breath – Achten Sie auf Ihren Atem.
- **S**ense your inner body; bring awareness to your physical and emotional body – Spüren Sie in Ihren Körper hinein und lenken Sie Ihre Aufmerksamkeit auf Ihren physischen und emotionalen Körper.
- **E**xpand sensory awareness outwards (seeing, listening, touching, sensing what is around you) – Öffnen Sie Ihre Sinne nach außen hin. (Sehen, hören, tasten und fühlen Sie, was um Sie herum ist.)
- **N**otice what is true in the moment, both within you and around you. Notice the relationship between the internal and the external – Nehmen Sie wahr, was im Moment gerade ist, sowohl in Ihnen als auch um Sie herum. Nehmen Sie die Beziehung zwischen innen und außen wahr.
- **C**enter and ground (in yourself and your body) – Zentrieren und erden Sie sich.
- **E**xtend and make contact (with client, or other) – Erweitern Sie sich und gehen in Kontakt, mit dem Klienten, mit anderen.

(Übersetzt nach Geller & Greenberg 2012, S. 236)

Und noch ein Wort zur Akzeptanz: Auch zu diesem Thema ist es sinnvoll, sich Fragen zu stellen: Schaffe ich es, eine Klientin zu akzeptieren, auch wenn sie Dinge tut, die ich ablehne? Wo liegen die Grenzen meiner Akzeptanz? Möchte ich diese erweitern?

## 7.3 Selbstöffnung des Therapeuten

„When extending one's self to the client, the therapist may share his or her authentic self or genuine experience as it is clinically relevant" (Geller & Greenberg 2012, S. 107).

In der besonderen zwischenmenschlichen Begegnung einer Therapie kann und soll der Therapeut als Person sicht- und erlebbar werden. Er soll sich nicht hinter einer „Experten-Fassade" verstecken, sondern sich mit seinen Werten, seiner Haltung und seiner Erfahrung einbringen – sofern es den Prozess des Klienten oder die Qualität der therapeutischen Beziehung fördert. Selbstöffnung soll Klienten darin unterstützen, sich dem eigenen inneren Erleben zuzuwenden, um sich selber besser verstehen und akzeptieren zu können.

Auszra und Herrmann (2017) beschreiben unterschiedliche Funktionen von Selbstöffnung des Therapeuten sowie die Momente, in denen sie hilfreich sein kann. Sie unterscheiden zwischen einer Selbstöffnung, die sich auf den Kontext der gerade stattfindenden Sitzung bezieht, und einer, die Erfahrungen des Therapeuten außerhalb der Therapiesituation fokussiert. Erstere umfasst das Ansprechen von gegenwärtigen Gefühlen, die sich auf das beziehen, was der Klient gerade erlebt sowie auf die momentane therapeutische Beziehung.

Wenn ein Klient, dessen Gefühle zeitlebens in Frage gestellt wurden mit Bemerkungen wie: „*Stell dich nicht so an, das ist doch alles nicht so schlimm. Du fantasierst dir das eh wieder alles nur zusammen*", in externalem Erzählstil berichtet, dass seine Familie ihm nichts zum Geburtstag geschenkt hat, noch nicht einmal ein Blümchen, er sich selber den Frühstückstisch gedeckt und eine Kerze angezündet hat, berührt das zutiefst. Ein empathisch eingestimmter Therapeut erlebt die vom Klienten empfundene Bedeutungslosigkeit und das Nicht-gesehen-Werden als schmerzhaft. Er kann dem Klienten seine Traurigkeit, aber auch seinen Ärger über die Ignoranz seiner Familie mitteilen, kann ganz bei ihm sein in dem, was der Klient selber nur vage spürt oder sich vielleicht nicht auszusprechen traut. So ermutigt die „In-der-Sitzung"-Selbstöffnung den Klienten, seinem eigenen Verletztsein Aufmerksamkeit zu schenken und Ausdruck zu verleihen. Selbstöffnung fördert und vertieft die emotionale Verarbeitung. Dies kann ihm helfen, sich in seinem Wunsch, von anderen gesehen und geschätzt zu werden, berechtigt zu fühlen.

Die zweite Form der Selbstöffnung umfasst persönliche Erfahrungen, Gefühle und Gedanken des Therapeuten, die im Zusammenhang mit dem stehen, was der Klient schildert. Essentiell ist dabei, dass der Therapeut in solch einem Moment nicht eigene unverarbeitete Themen in den Raum stellt, also mehr mit sich selber beschäftigt ist, sondern wie oben beschrieben mit seinen gesunden Selbstanteilen im Kontakt ist, in sich ruht und ganz in den Augenblick vertieft ist. Die therapeutische Beziehung sollte zudem bereits aufgebaut sein, sodass der Klient ein grundsätzliches Vertrauen in den Therapeuten hat.

Wenn ein selbstunsicher organisierter Klient davon erzählt, sich auf Partys unwohl zu fühlen, und sich dafür schämt (*„Wissen Sie, ich würde mich am liebsten in Luft auflösen. Ich klammere mich an meine Freundin. Ich komme mir so kindisch dabei vor: Erwachsener Mann hängt an Mamas Rockzipfel! Ich denke mir regelmäßig Ausreden aus, um nicht mitgehen zu müssen. Dabei freuen sich einige Leute, mich zu sehen. Aber ich steh doch eh nur still rum und suche verzweifelt nach Gesprächsthemen“)*, kann der Therapeut, sofern er tatsächlich diese Erfahrung gemacht hat, von sich erzählen: *„Oh, ich kann mir vorstellen, wie Sie sich fühlen. Dieser Wunsch, nicht da zu sein, sich zu verstecken, und dann noch so unzufrieden, geradezu unglücklich mit sich zu sein. Das kenne ich gut von mir selber. Was mir geholfen hat, ist, zu akzeptieren, dass ich auf Partys halt ruhig bin und mich im Hintergrund halte. Ich bin wahrlich kein Partylöwe, will es auch gar nicht mehr sein. Seitdem fühle ich mich viel freier und gehe viel ungezwungener zu Feiern. Ich komme sogar besser ins Gespräch. Manchmal macht es mir sogar Spaß. Vielleicht ist das ein Weg, der Ihnen auch helfen kann, erst mal zu akzeptieren, wie Sie gerade so sind. Was meinen Sie? Spricht Sie das an?“*

Selbstöffnung kann des Weiteren dabei helfen, die therapeutische Beziehung aufzubauen, zu stärken oder sie wiederherzustellen. Klienten können sich auf Augenhöhe mit dem Therapeuten erleben.

Es kann auch wichtig sein, eigene Schwierigkeiten wie Müdigkeit, gesundheitliche oder persönliche Sorgen anzusprechen, die es gerade erschweren, beim Klienten zu sein. Erfahrungsgemäß merken Klienten, wenn man nicht ganz bei der Sache ist, und fühlen sich ernst genommen, wenn man ihren Eindruck bestätigt. Es nimmt auch den Druck, sich bemühen zu müssen, unbelastet und fit zu erscheinen, was letztendlich dabei hilft, sich auf den Klienten zu konzentrieren. Diese Art der Selbstöffnung entlastet Therapeuten selbstverständlich nicht von der Frage, inwieweit eine Arbeitspause oder Supervision / Selbsterfahrung notwendig ist.

Selbstöffnung sollte unterlassen werden, wenn der Klient seinen Gefühlen mit harscher Missbilligung oder gar Verachtung gegenübersteht. Da Selbstöffnung impliziert, dass schmerzhafte Gefühle akzeptabel sind, käme dies einer Invalidierung des Klienten gleich. Für manche Klienten ist es wichtig, ihre Therapeuten stark und unbelastet wahrzunehmen, um sich in der Therapie sicher fühlen zu können. Insofern bedarf es der Vorarbeit, dass der Klient primäre emotionale Reaktionsweisen akzeptieren kann. Dies kann über das Vermitteln von Rationalen (Kapitel 12) zur Arbeit mit Emotionen und einer empathischen Exploration der zugrunde liegenden Annahmen *(„Wer heult, ist eine Memme!" „Angst ist was für Weicheier!")* erfolgen, sodass der Klient diese Überzeugungen verändern kann.

## Zusammenfassung

### Präsenz

- Die Präsenz der Therapeutin ist eine zentrale Voraussetzung dafür, eine starke, veränderungsförderliche Beziehung zur Klientin aufzubauen. Die Therapeutin bringt sich als ganze Person in die Beziehung mit der Klientin ein: kognitiv, physisch, emotional und spirituell. Die Kultivierung von Präsenz innerhalb und außerhalb der therapeutischen Arbeit ist ein lebenslanger Prozess.
- Therapeutische Präsenz ist mehr eine inter- als eine intrapersonale Erfahrung, da sie erst dann therapeutisch wirksam ist, wenn eine Therapeutin sie gegenüber einer Klientin ausdrücken und diese sie wahrnehmen kann. Dies unterscheidet sie von Meditation und Achtsamkeitspraktiken, die intrapersonale Prozesse sind. Die Stärke, mit der Klienten die Präsenz ihrer Therapeuten erleben, beeinflusst das Therapieergebnis positiv. Sie hilft der Therapeutin, sich ganz auf die Klientin einzustellen und so von Moment zu Moment deren emotionale Verarbeitungsprozesse zu fördern oder im Falle manualisierter Therapieformen, das Vorgehen passgenau auf die jeweilige Klientin abzustimmen. Therapeutische Präsenz erfordert insofern auch ein Wissen über psychologische und psychotherapeutische Grundlagen sowie ein Training in therapeutischen Interventionen, um diese sicher anwenden zu können.

### Selbstöffnung

- Therapeuten sollten sorgfältig mit der Selbstöffnung bezüglich eigener Schwierigkeiten umgehen. Die Voraussetzungen sind, dass der Klient sich sicher fühlt und dem Therapeuten vertraut. Die Probleme sollten darüber hinaus abgeschlossen sein, sodass der Therapeut nicht von ihnen eingenommen wird und zudem ein Modell für die Überwindung von Schwierigkeiten darstellt.

- Selbstöffnung, die sich auf das emotionale Erleben des Klienten in der Sitzung bezieht, hilft ihm, sein Erleben zuzulassen, es zu akzeptieren, es zu vertiefen und schließlich, sich selbst und seine Bedürfnisse annehmen zu können. Ganz wichtig ist dabei, dass der Therapeut primäres Erleben anspricht, statt sekundäre, reaktive Emotionen aufzugreifen.
- Die Selbstöffnung sollte mit der Frage an den Klienten abgeschlossen werden, wie er darauf reagiert: *„Wie ist das für Sie? Spricht Sie das an?“*

# 8. Eine zusammenfassende Darstellung: Therapeuten als stellvertretende Informationsverarbeiter

„Ich glaube daran, dass das größte Geschenk, das ich von jemandem empfangen kann, ist, gesehen, gehört, verstanden und berührt zu werden. Das größte Geschenk, das ich geben kann, ist, den anderen zu sehen, zu hören, zu verstehen und zu berühren. Wenn dies geschieht, entsteht Kontakt."

(Virginia Satir)

Der Begriff *stellvertretende Informationsverarbeiter* als Bezeichnung für Therapeuten mag merkwürdig klingen, gibt aber gut wieder, dass Fachleute Klienten darin unterstützen, ihre Emotionen auf eine konstruktive Weise zu verarbeiten. Um hierbei hilfreich sein zu können, bedarf es zuallererst der präsenten Einstimmung auf die therapeutische Begegnung mit dem Klienten. Die Therapeutin verhält sich ihm gegenüber empathisch und ist als „echte" Person erlebbar. Es ist wichtig, dass der Klient die Empathie und Präsenz seiner Therapeutin spüren und annehmen kann. Sie schafft den Rahmen dafür, dass er sich sicher genug fühlt, um über persönlich relevante Probleme zu sprechen. So gestalten beide eine hilfreiche therapeutische Beziehung und fokussieren auf den gemeinsam erlebten Therapieprozess (Kapitel 7).

Die Therapeutin unterstützt den Klienten, in einen bewussten Prozess der dialektischen Konstruktion seiner selbst (Abschnitt 3.1) einzutreten. Sie fördert ihn darin, seinem emotionalem Erleben eine akzeptierende Aufmerksamkeit zu schenken, ihm Sinn und Bedeutung zu verleihen und hierüber letztendlich ein positives Selbstbild zu entwickeln, das in ein kohärentes Narrativ (Abschnitt 9.2) über sich und sein Leben eingebettet ist. Dieser Prozess verläuft in einem dialektischen Prozess, in dem sich der Klient sein körperlich basiertes, implizites emotionales Erleben bewusst macht und in Worte fasst. Die Therapeutin achtet während seiner Schilderungen darauf, wie er mit seinem emotionalen Erleben umgeht (Kapitel 5 und 6): Kann er seine Gefühle wahrnehmen und regulieren? Wendet er sich ihnen zu und akzeptiert er sie? Findet er Worte für das, was er fühlt, und kann er sein emotionales Erleben sinnvoll in den Kontext seiner

Lebensgeschichte einbinden? Kann er die Bedeutung, den Informationsgehalt seiner Emotionen erkennen?

> „Subjektive Bedeutung spielt in der EFT eine wichtige Rolle. Hiermit sind jedoch nicht bewusste Gedankenprozesse, sondern das Erleben körperlich gefühlter Bedeutung und dessen sprachliche Symbolisierung gemeint. Durch die sprachliche Benennung wird körperlich gespürte Bedeutung bewussten Gedankengängen zugänglich. Dann erst wissen wir, was wir brauchen, um im Sinne dieser Bedürfnisse handeln zu können."
>
> (Auszra, Herrmann & Greenberg 2016, S. 35)

Damit der Klient überhaupt die Chance hat, Emotionen zu spüren, bedarf es der Aktivierung der emotionalen Schemata. Während der Klient über sich spricht, lenkt die Therapeutin als eine Art Emotionscoach mit Hilfe der verschiedenen empathischen Reaktionsweisen (Abschnitt 10.1) die Aufmerksamkeit des Klienten auf seine körperlich spürbaren Emotionen (somatische Marker, Bodily Felt Sense, Abschnitte 2.2, 1.3, 10.2). Sie achtet auf die inhaltlich und non- / paraverbal erkennbare Eindringlichkeit seiner Schilderungen und hilft ihm, seine Gefühle zum Ausdruck zu bringen. Wenn dem Klienten die Symbolisierung schwerfällt, ist es ihre Aufgabe, seinem Erleben Worte zu geben (Kapitel 6). Auch hierbei ist die Kompetenz der Therapeutin, sich empathisch in das Erleben des Klienten hineinzuversetzen, zentral. Denn nur so kann sie ihm das, was sie von ihm versteht, auf hilfreiche Weise zur Verfügung stellen.

Gemeinsam reflektieren sie dieses Erleben in Bezug auf die Biografie des Klienten und sein gegenwärtiges Leben. In der Regel sind Klienten (nicht nur) zu Beginn der Therapie in einer niedergedrückten, sorgenvollen oder aufgebrachten Stimmung, die die Erinnerungen an wichtige Lebensereignisse prägt. Dies spiegelt sich in einem negativen Selbstbild und entsprechenden Selbstannahmen wider: *„Ich bin ein Nichts!"*, *„ Auf niemanden ist Verlass!"* usw. Je mehr Klienten ihre Emotionen zulassen und hierüber die verschiedenen Facetten des entsprechenden Schemas kennenlernen, desto umfassender werden ihre Erinnerungen. Die Trauer über das Gefühl, nicht geliebt worden zu sein, und das Bedürfnis nach Geborgenheit zu spüren sowie in Worte zu fassen, kann Erinnerungen an positive Situationen wecken bzw. die Aufmerksamkeit dafür schärfen: *„Meine Oma konnte so toll backen. Und das hat sie so gerne für mich gemacht." „Letzte Woche hat mich ganz überraschend die Nachbarin zum Kaffee eingeladen. Mir war gar nicht klar, wie nett sie ist und dass sie schon lange Kontakt zu mir suchte. So ein schöner Nachmittag."* (Bedeutung de- / konstruieren.)

Abbildung 8.1 veranschaulicht zentrale Grundlagen des Ansatzes:

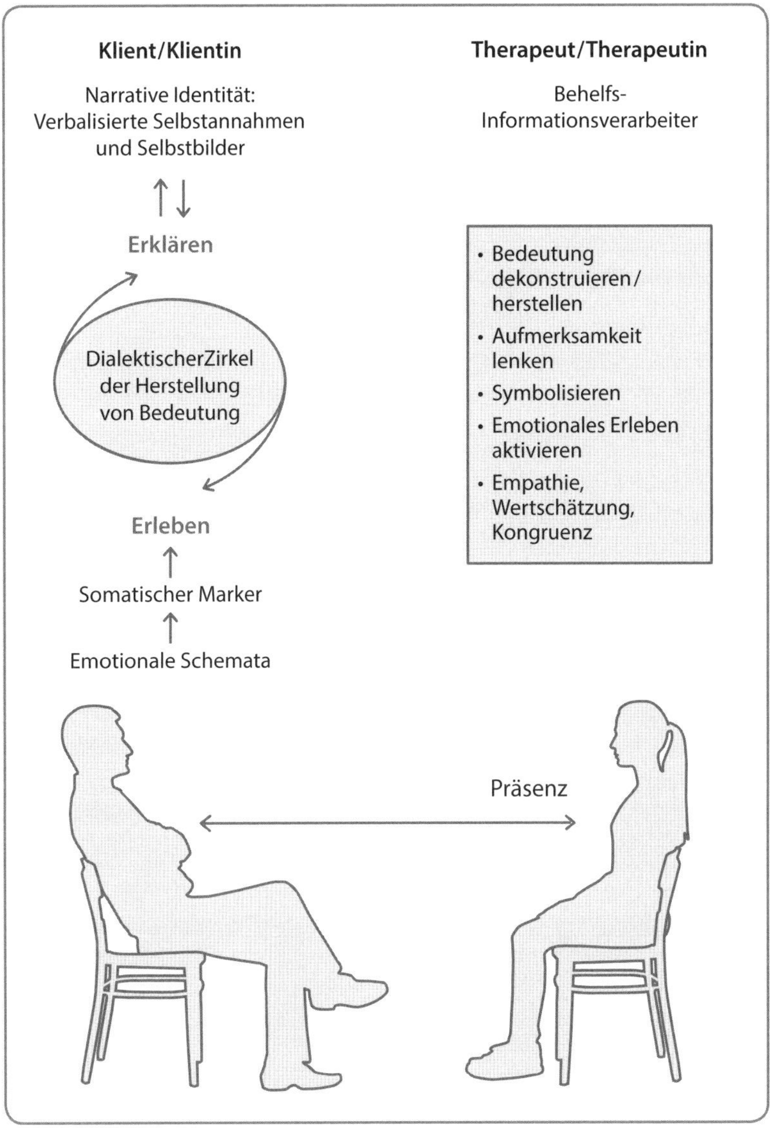


**Abbildung 8.1** Therapeuten als stellvertretende Informationsverarbeiter

(© Mit freundlicher Genehmigung von Lars Auszra und Imke Herrmann; grafische Umsetzung: Stephan Preuß)

# Teil II

## Praktische Grundlagen der Emotionsfokussierten Therapie

# 9. Der therapeutische Prozess

„War er einsam? Hatte er Angst? Glaubte er an höhere Wesen? Niemand weiß es. Nicht einmal er selbst hätte es sagen können, denn er verfügte über keine Sprache, keine Vorstellungen, keine Möglichkeit zu wissen, ob er lebte oder wo er lebte oder warum er dort lebte.“

(T. C. Boyle, *Das wilde Kind*)

Die Grundprämisse für das therapeutische Handeln ist, dass Emotionen, adaptive wie auch schmerzhafte maladaptive, eine Ressource für Veränderung sind, wenn dieses emotionale Erleben zugelassen wird. Emotionale Schemata sind eine reichhaltige Informationsquelle für unsere Bedürfnisse, Handlungsimpulse und Werte. Klienten sollen, getragen durch die therapeutische Beziehung und ein emotionsfokussiertes Therapieangebot, einen Zugang zu ihren Schemata und damit die in ihnen eingebetteten Informationen finden. Therapeut und Klient werden dabei vom Schmerzkompass geleitet. Für erfolgreiche Therapieverläufe ist es wichtig, schmerzhafte Emotionen ins Gewahrsein zu bringen, zu versprachlichen, mit einem empathischen Gegenüber zu teilen und in der Bedeutung für die persönliche Lebensgeschichte (Narrativ) zu reflektieren sowie mittels adaptiver Emotionen und korrigierender interpersoneller Erfahrungen zu transformieren.

## 9.1 Therapiephasen

In der EFT gibt es drei Phasen therapeutischen Handelns, um diese Prozesse zu fördern. Die Phasen werden immer wieder durchlaufen, wechseln einander ab oder überlappen sich:

1. Aufbau einer tragfähigen therapeutischen Beziehung und Förderung emotionaler Bewusstheit,
2. Aktivieren emotionalen Erlebens und Zugänglichmachen zentraler emotionaler Schemata, um diese zu explorieren,
3. Transformation maladaptiver emotionaler Schemata und Konstruktion eines neuen Selbst-Narrativs.

### Phase 1

Über eine empathische und präsente Validierung des Erlebens der Klienten wird die therapeutische Allianz aufgebaut und gestärkt. Die Themen der Klienten aufgreifend, werden Rationale für das Arbeiten mit und an Emotionen gegeben, sodass eine Einigkeit über das therapeutische Vorgehen, den thematischen Fokus und die Ziele entstehen kann. Hierbei ist es wichtig, über die Bedeutung von Emotionen für die Entstehung und Lösung von Problemen zu sprechen. Von Beginn an sollen die Klienten eine erste Bewusstheit über ihr emotionales Erleben entwickeln, indem ihre aktuell gezeigten Gefühle benannt werden und sie eingeladen werden, ihre Aufmerksamkeit nach innen zu lenken – sofern es für die ersten Kontakte angemessen erscheint.

### Phase 2

Meistens beginnen therapeutische Prozesse auf der Ebene sekundärer Emotionen, die sich in Form von Symptomen gemäß der ICD-10-Kriterien oder globalem Distress zeigen. Therapeuten achten deshalb auf die Eindringlichkeit des Erlebens, also Anzeichen primärer Emotionen. In jeder Sitzung wird aufs Neue die Bedingung dafür geschaffen, dass sich Klienten ihrem emotionalen Erleben zuwenden, dieses tolerieren und akzeptieren. Therapeuten unterstützen sie dabei, schmerzhafte Emotionen über Focusing und fokussierende Fragen, evokative empathische Reaktionsweisen, systematisches evokatives Erschließen oder Stuhl-Dialoge zu aktivieren. Sobald die Komponenten eines maladaptiven Schemas (körperliches Erleben, Erinnerungen, Gedanken, Handlungstendenzen) in das Gewahrsein gelangen, ist es die therapeutische Aufgabe, ihnen dabei zu helfen, diese zu explorieren, um Bedeutung und Sinn in ihnen zu finden.

### Phase 3

Über die Aktivierung und Exploration gelangen Klienten an ihre in den primären Emotionen gebundenen unerfüllten zentralen Bedürfnisse. Es gilt nun, sie darin zu unterstützen, diese ebenfalls in Worte zu fassen und zu akzeptieren. Das Ziel ist, dass sie sich berechtigt fühlen, diese Bedürfnisse (beispielsweise nach Liebe, Zuneigung, Schutz und Unterstützung) zu haben, aber auch, auf adaptive Weise betrauern zu können, dass sie in der Vergangenheit frustriert wurden. Über diese Trauer können Klienten ein Mitgefühl für sich entwickeln. Dieses sowie adaptiver Ärger ermöglichen die Transformation der maladaptiven Schemata in neue, adaptive Reaktionsweisen auf die alten Verletzungen. Diese neuen adaptiven Emotionen sollen die Klienten bewusst spüren, in ihrer individuellen Bedeutung reflektieren und in die Erzählung über sich selbst integrieren: „When a client's awareness of self becomes more fully articulated and organized in narrative form, new understandigs of self and others often emerge that lead to behavioral change and new ways of being in the world“ (Angus & Greenberg 2011, S. 139).

Hieran können sich Überlegungen und Ideen anschließen, wie dieses neue Erleben, die veränderte Sichtweise auf sich und die anderen, in die Welt hinausgetragen werden kann. Erfahrungsgemäß geschieht dies oft wie von selbst, ohne explizite Hausaufgaben. Es ist wichtig, genau hinzuhören, wie sich das, was Klienten über sich und ihr Leben erzählen, verändert.

## 9.2 Narrative: Wie Klienten über sich und ihre Probleme sprechen

Narrative, also die Geschichte/-n, die wir über uns und die Welt erzählen, beeinflussen und organisieren unsere Emotionen und diese wiederum verleihen den Narrativen eine Bedeutung. Lynne Angus beforscht die Bedeutung von Narrativen für die Bildung einer Selbstidentität und die Gestaltung von Beziehungen. Sie liefert damit wichtige Impulse für den emotionsfokussierten Therapieprozess.

Wir wachsen mit Geschichten auf, sei es, dass wir als Kinder welche erzählt oder vorgelesen bekommen, sei es, dass gesellschaftliche Normen, Werte oder Mythen über Erzählungen transportiert werden. Darüber entstehen soziale und emotionale Bindungen. Wir lernen die Soziokultur, in der wir aufwachsen, kennen und kreieren letztendlich unser Bild von uns selbst – unsere Identität.

Klienten erzählen in der Regel Geschichten über sich, die geprägt sind von Unsicherheit, Ängsten, Selbstzweifeln, dem Gefühl, nicht geliebt oder akzeptiert zu werden. Ihre Erinnerungen sind von entsprechenden Narrativen geprägt.

> „Telling a story is not simply a rehearsal or redescription of a lived experience but an interpersonal act of creation that is, in turn, a memorable relational experience. Therefore, a client's disclosure of emotionally salient life experiences in therapy sessions is both an act of personal memory (re)construction and the creation of a new relational experience with the therapist."
>
> (Angus & Greenberg 2011, S. 84)

Das Erzählen von Geschichten, in denen Klienten ihre verletzliche Seite zeigen und über schmerzhafte Erfahrungen berichten, diese im Moment der Begegnung mit dem Therapeuten emotional wieder aufleben zu lassen, ist ein sozialer, interpersonaler Akt. Diesem sollten Therapeuten mit Empathie, Wertschätzung und emotionaler wie auch inhaltsbezogener Aufmerksamkeit begegnen. Die Art, wie Therapeuten auf die Schilderungen ihrer Klienten eingehen, kreiert deren Narrative mit.

> „Therapists play an essential role in helping clients to disclose their most vulnerable stories for further emotional differentiation and new meaning making (...). In addition, therapists help clients organize their painful emotions for further reflection by actively identifying specific situational contexts and cues that help contain and explain emotional experience."
>
> (Angus & Greenberg 2011, S. 143)

In der EFT achten wir sowohl auf den Inhalt, als auch auf die Art und Weise, *wie* Klienten über sich sprechen. Denn dies gibt Aufschluss über die emotionale Produktivität des therapeutischen Prozesses und leitet damit das therapeutische Handeln. Angus und Greenberg (2011) unterscheiden zehn unterschiedliche *narrative-emotion process markers*, die sich zu drei Obergruppen zusammenfassen lassen:

- problem markers
- transition markers
- change markers

Mit ihnen wird die Beziehung zwischen dem Inhalt an sich, der Struktur der Erzählung (Plot, Kohärenz), dem emotionale Prozess (wie Emotionen erlebt und ausgedrückt werden) sowie der Bereitschaft des Klienten zur Veränderung beschrieben und damit beobachtbar gemacht.

Mit *problem markers* sind unter- oder überregulierte Emotionen gemeint, die sich in derselben alten Geschichte, einer emotional leeren Geschichte, inhaltsleeren Emotionen (unstoried emotion) oder einem flüchtigen, oberflächlichen Erzählen, den *superficial stories*, zeigen. Diese Marker zeigen also an, dass Klienten emotionale Verarbeitungsschwierigkeiten haben, bei deren Überwindung sie Unterstützung brauchen.

*Transition markers* sind Zeichen dafür, dass sich die Selbstreflexion, die Kohärenz des Narrativs sowie die Emotionsregulation verbessern. Angus bezeichnet diese als *reflective story, inchoate* (unvollständige, unausgereifte) *story, experiential story, competing* (konkurrierende) *plotlines.* Die Klienten befinden sich in einem Prozess der Bedeutungsbildung, der von den drei Fragen geleitet wird:

- Was habe ich erlebt?
- Wie fühlt sich das für mich an?
- Was bedeutet das für mich?

Zu guter Letzt beschreibt sie *change markers* und unterteilt diese in: *unexpected outcome* und *discovery story.* Diese sind daran zu erkennen, dass sich Emotionen und Verhaltensweisen der Klienten in eine positive, resiliente Richtung verändert haben, genauso wie sich auch positivere Grundüberzeugungen und eine neue Sicht auf sich selbst und die eigene Biografie entwickelt haben.

Narrative finden ihre Berücksichtigung auch im EFT-Fallformulierungsmodell, das ich im folgenden Abschnitt beschreiben werde.

## 9.3 Fallformulierung, (Makro-)Marker und Aufgaben

Die EFT hat sich als markergeleitetes Therapieverfahren entwickelt. Marker, in dem hier beschriebenen Kontext auch als Makromarker bezeichnet, sind Hinweise darauf, dass ein Klient ein bestimmtes emotionales Verarbeitungsproblem hat, an dem er bereit ist zu arbeiten. Für jeden Marker gibt es eine empirisch geprüfte therapeutische Aufgabe. Oft bringen Klienten von Sitzung zu Sitzung unterschiedliche Themen ein. EFT-Therapeuten folgen keinem manualisierten Ablauf, der vorschreibt, welche inhaltlichen Interventionen aufeinander zu folgen haben. So ist es möglich, dass in einer Sitzung ein Zwei-Stuhl-Dialog zu einem selbstkritischen Prozess durchgeführt wird, es dem Klienten in der Woche darauf wichtig ist, über eine Situation zu sprechen, in der er verwirrende Gefühle erlebt hat, sodass der Schwerpunkt auf dem systematischen evokativen Erschließen liegt. Sitzungen können mit unterschiedlichen Fragen begonnen werden, in etwa: *„Was ist Ihr Thema für heute?“ „Was haben Sie für heute mitgebracht?“ „Woran möchten Sie heute arbeiten?“*

Sollte in der vorangegangenen Sitzung ein emotional tiefer Prozess stattgefunden haben oder ein neues Selbst-Narrativ entwickelt worden sein, aus dem vielleicht auch eine „Hausaufgabe" resultierte, ist die Frage danach möglich, wie es dem Klienten in der Zwischenzeit ergangen ist. *„Sie waren letzte Woche sehr berührt davon, zu erleben, wie abfällig Sie mit sich umgehen, aber auch davon, wie stark Ihr Verlangen ist, sich dagegen zu wehren. Wie ging es Ihnen in den letzten Tagen damit? Hat sich Ihre abfällige Stimme gemeldet? Und tauchte dann auch die selbstbehauptende Seite in Ihnen auf?"*

Mit Hilfe des Fallformulierungsmodells behalten die Therapeuten die verschiedenen Schwierigkeiten und mögliche zentrale Themen im Blick. Sie achten in jeder Sitzung auf Marker für spezifische Verarbeitungsprobleme, um die dazu passende therapeutische Aufgabe vorzuschlagen. Sie fragen auch durchaus nach, wenn relevante Themen über einen längeren Zeitraum nicht angesprochen wurden. *„Zu Beginn der Therapie sagten Sie, dass, wenn Sie an Ihren Vater denken, Ihnen die Galle überläuft. Wir haben seither nie wieder über ihn gesprochen. Wie wichtig ist Ihnen das Thema im Augenblick?"*

> „Case formulation in EFT is highly focused on the client's emotional state and his or her current process. The process of case formulation moves back and forth between attending to and observing emotional states, forming a conceptual framework for understanding and iteratively using this information to inform plans for resolving the emotional difficulties that are causing the client's problems."
>
> (Goldmann & Greenberg 2015, S. 11)

Die EFT-Fallformulierung fokussiert auf das Erleben der Klienten hinsichtlich ihres emotionalen Verarbeitungsprozesses im Hier und Jetzt der Therapiesituation sowie dessen Einbettung in Narrative. Sie ermöglicht ein übergeordnetes Verständnis von den verschiedenen Schwierigkeiten und Ressourcen der Klienten. In einem fortlaufenden Prozess wird gemeinsam ein Verständnis für die Probleme des Klienten erarbeitet, die dieser in der Beziehung zu sich selbst, anderen Menschen, auf der Ebene des Verhaltens oder in Bezug auf existentielle Themen hat. Die Fallformulierung ist nicht „in Granit gemeißelt", sondern wird immer wieder auf ihre Gültigkeit geprüft.

Das Akronym MENSIT steht für in der Fallformulierung und den Therapieprozess relevante Aspekte:
**M**arker (für spezifische emotionale Verarbeitungsschwierigkeiten)
**E**motions (primär adaptive und maladaptive Emotionen)
**N**eeds (zentrale Bedürfnisse)
**S**econdary Emotions (Sekundär reaktive Emotionen)
**I**nterruption (Selbstunterbrechung)
**T**hemes (Selbst-Selbst, Selbst-Andere und existentielle Themen)

Vom ersten Moment an achten Therapeuten auf Marker für übergeordnete Themen wie selbstkritische Prozesse oder unabgeschlossene Themen mit wichtigen Bezugspersonen. Sie beobachten, ob Klienten Schwierigkeiten haben, ihre Gefühle zu benennen, oder sich durch sie verwirrt fühlen. Die Aufmerksamkeit richtet sich zudem auf den Kernschmerz: Spricht der Klient davon, sich alleine zu fühlen (lonely me)? Spricht er auf eine negative Weise über sich (bad me)? Berichtet er von Ängsten (weak me)? Genauso werden Anzeichen adaptiver Emotionen beachtet, um diese utilisieren zu können. Ebenso geht es darum, ein Verständnis dafür zu entwickeln, wie Klienten ihre Probleme konstruieren, präsentieren und erklären, in welche lebensgeschichtlichen Erfahrungen sie ihre Schwierigkeiten einbetten. Selbst-Selbst-Themen beziehen sich auf identitätsbezogene Schwierigkeiten wie selbstkritische, Angst oder Hoffnungslosigkeit erzeugende Prozesse, Selbst-Andere-Themen umfassen problematische Bindungserfahrungen mit lebensgeschichtlich bedeutsamen Menschen (Unfinished Business), in existentiellen Themen spiegelt sich die Auseinandersetzung mit schwierigen Lebensereignissen wie Krankheit, Arbeitsplatzverlust oder Ähnlichem wider.

Während des therapeutischen Prozesses sind zudem Mikromarker handlungsleitend. Mit Hilfe dieser Prozessbeobachtungen gilt es zu erkennen, wie Klienten mit ihren Problemen und Emotionen umgehen (emotionale Produktivität, Abschnitt 5.3), ob sie sich ihrem inneren Erleben zuwenden, es akzeptieren und als Informationsquelle nutzen oder es, ganz im Gegenteil, unterbrechen. Diese Beobachtungen sind die ausschlaggebende Basis dafür, von Moment zu Moment Entscheidungen über den nächsten therapeutischen Schritt zu treffen.

An dieser Stelle fasse ich zur schnellen Übersicht die (Makro-)Marker und Aufgaben in Form der Tabelle 9.1 zusammen. Ab Kapitel 10 werde ich diese in Bezug auf das zugrunde liegende emotionale Verarbeitungsproblem sowie die therapeutischen Ziele beschreiben und mit Dialogbeispielen illustrieren.

| Emotionales Verarbeitungsproblem | Marker | Intervention | Ziel |
|---|---|---|---|
| Problematische Reaktion | Klient versteht die emotionale Reaktion auf eine Situation nicht oder fühlt sich dadurch verwirrt | Systematisches evokatives Erschließen | Neues Verständnis der impliziten Bedeutung der Situation und der emotionalen Reaktion |
| Unklarer Felt Sense | Klient versteht ein körperlich gespürtes Gefühl (Felt Sense) nicht | Focusing | Dem unklaren Etwas „einen Namen geben" können; die gefühlte Bedeutung (Felt Sense) symbolisieren können |
| Selbstkritische, antreibende oder angstmachende Prozesse (konflikthafte Spaltungen) | Klient kritisiert sich, setzt sich unter Druck oder versetzt sich selbst in Angst | Zwei-Stuhl-Dialog | Selbstakzeptanz, Integration der verschiedenen Selbstanteile |
| Unabgeschlossene Gefühle (Unfinished Business) | Klient erlebt immer wieder belastende Gefühle gegenüber lebensgeschichtlich bedeutsamen Bindungspersonen | Leerer-Stuhl-Dialog | Selbstbejahung; Erleben von Selbstwert; den Anderen verstehen oder zur Verantwortung ziehen; Loslassen unerfüllbarer Bedürfnisse |
| Selbstunterbrechung | Klient unterbricht den Ausdruck von primären Gefühlen und Bedürfnissen | Zwei-Stuhl-Inszenierung | Prozess der Selbstunterbrechung verstehen; Ausdruck des Selbst |
| Vulnerabilität | Klient offenbart Selbstaspekte, die er als inakzeptabel erlebt | Empathisches Bestätigen | Selbstbestärkung (fühlt sich verstanden, hoffnungsvoll und stärker) |

| Emotionales Verarbeitungs-problem | Marker | Intervention | Ziel |
|---|---|---|---|
| Emotionales Leiden | Klient wird von heftigen, schmerzhaften Emotionen überflutet | Selbstberuhigungs-/Selbsttröstungsdialog | Entwicklung von Selbstmitgefühl; Loslassen unerfüllter Bedürfnisse und Neuorientierung |

**Tabelle 9.1:** Marker und Aufgaben

## Zusammenfassung

Wie jede andere Therapie auch, beginnt der Prozess der EFT mit dem Aufbau der therapeutischen Beziehung, der Vereinbarung von Zielen und dem therapeutischen Vorgehen. Die EFT-Fallformulierung beginnt vom ersten Moment an. Sie umfasst

- die Ebene der Makromarker als das große Ganze der idiosynkratischen emotionalen Verarbeitungsprobleme sowie der dazugehörenden Narrative/Themen und
- die Ebene der Mikromarker für den sich entfaltenden emotionalen Erlebens- und Ausdrucksprozess des Klienten im Hier und Jetzt einer Sitzung.

Die Makromarker bestimmen die Auswahl der therapeutischen Aufgabe. Die Mikromarker leiten das Handeln des Therapeuten Moment für Moment, um den emotionalen Verarbeitungsprozess des Klienten hin zu den primär maladaptiven Emotionen, seinem Kernschmerz, zu vertiefen. Dort angekommen, sollen die Aktivierung primär adaptiver Emotionen und die korrigierende Erfahrung der therapeutischen Allianz die schmerzhaften Emotionen transformieren in eine neue Art des Selbsterlebens, das sich wiederum in den Narrativen widerspiegelt. Emotionsfokussiert arbeitende Therapeuten achten sowohl auf die therapeutische Beziehung und die emotionale Verarbeitung eines Klienten als auch auf die Art der Einbettung dieses Erlebens in die persönliche Lebensgeschichte, das Narrativ eines Klienten.

# 10. Dialogische Interventionen

„You will never be able to experience everything. So, please, do poetical justice to your soul and simply experience yourself.“

(Albert Camus)

Je nach emotionaler Verarbeitungsschwierigkeit gibt es verschiedene therapeutische Aufgaben, die sich im Rahmen der Therapieprozessforschung als relevant für die Entstehung von Problemen auf der Beziehungs- und Verhaltensebene und damit auch für den Therapieerfolg erwiesen haben (Tabelle 9.1). Sie basieren auf bereits entwickelten Vorgehensweisen wie der Realisierung der von Carl Rogers formulierten Basisvariablen zur Gestaltung einer veränderungsfreundlichen therapeutischen Beziehung und einer empathischen Einstimmung auf das emotionale Erleben der Klienten, dem im Focusing verwirklichten Experiencing-Konzept von Eugene Gendlin sowie der von Lore und Fritz Perls entwickelten erlebensaktivierenden Arbeit mit Stuhl-Dialogen.

Wer aus seinem körperlich gespürten Erleben (somatischer Marker, Felt Sense) keine Informationen entnehmen kann oder die Bedeutung einer konkret benennbaren Emotion nicht zu entschlüsseln vermag, benötigt Unterstützung in Form von Focusing bzw. dem systematischen evokativen Erschließen.

Dysfunktionale schemabasierte Verarbeitungsschwierigkeiten wie Selbst-Selbst-Themen, die sich in selbstkritischen, angst- oder hoffnungslos machenden Prozessen, sogenannten konflikthaften Spaltungen (conflict split), zeigen, werden mit Zwei-Stuhl-Dialogen bearbeitet; Selbst-Andere-Themen, die sich im Unfinished Business zeigen, wiederum mit der Leeren-Stuhl-Arbeit. Klienten, die sich mit existentiellen Themen beschäftigen, dabei vulnerabel oder emotional überflutet sind, brauchen eine empathische Validierung und sichere therapeutische Bindung sowie Unterstützung dabei, sich selber zu beruhigen.

In der Darstellung der verschiedenen Interventionen (Aufgaben) halte ich mich weitestgehend an die in der EFT-Literatur übliche Vorgehensweise: Zunächst erläutere ich das zugrunde liegende emotionale Verarbeitungsproblem, beschreibe die jeweiligen Marker und schließlich, wobei und wie wir die Klienten jeweils unterstützen und welche Fehler in der Anwendung möglich sind.

## 10.1 Empathie

„The curious paradox is that when I accept myself just as I am, then I can change."

(Carl Rogers)

Ohne Empathie ist es nicht möglich, emotionsfokussiert zu arbeiten. Kaum ein Therapeut wird bestreiten, dass es zum Aufbau der therapeutischen Beziehung wichtig ist, empathisch zu sein.

> „Der Zustand der Einfühlung oder des sich Einfühlens besteht darin, den inneren Bezugsrahmen eines anderen genau wahrzunehmen, unter Einschluss der dazugehörigen Komponenten und Bedeutungen, so *als ob* man selbst der andere wäre, ohne aber jemals den *Als-ob-Zustand* zu verlassen. In diesem Sinne bedeutet es, den Schmerz oder die Freude eines anderen zu erfühlen, so wie er sie fühlt, und deren Ursachen wahrzunehmen, wie er sie wahrnimmt, aber ohne jemals die Erkenntnis zu verlieren, dass es so ist, *als ob* ich verletzt oder froh wäre usw. ... Wenn diese *Als-ob-Eigenschaft* verlorengeht, handelt es sich um den Zustand der Identifikation – und nicht mehr um Empathie."
>
> (Rogers 1959/1987, in: Biermann-Ratjen, Eckert & Schwartz 1997, S. 15, Hervorhebungen von der Autorin)

In der humanistischen Psychotherapie und damit der EFT ist Empathie allerdings mehr als nur Mittel zum Zweck. Sie ist eine Haltung, die Therapeuten ihren Klienten gegenüber einnehmen, indem sie ihnen wertschätzend und mit bedingungsfreier (nicht bedingungsloser!) Akzeptanz begegnen. Therapeuten steht es nicht zu, über Richtig und Falsch zu urteilen, wenn es um die inneren Prozesse und die daraus resultierende Lebensgestaltung der Klienten geht. Empathisch zu sein bedeutet, die Welt mit den Augen der Klienten zu sehen und sich dabei der eigenen Person bewusst zu bleiben.

> „Sie [die Empathie, Anmerkung der Autorin] verschafft Bestätigung, trägt dazu bei, die Isolation von Klienten zu durchbrechen, fördert die Exploration subjektiver Erfahrungen und hilft, neue Bedeutungen herzustellen (Greenberg & Elliott 1997). Eine der wichtigsten Funktionen der Empathie in der Emotionsfokussierten Therapie besteht darin, jemandem zu helfen, seine Emotionen zu fokussieren, sie zu symbolisieren und zu differenzieren."
>
> (Greenberg 2006, S. 108)

Wenn beispielsweise eine Klientin davon erzählt, dass ihr Mann jeden Abend trinkt, sie sich dann in seiner Gegenwart unwohl und einsam fühlt, kann ein Therapeut, weil er angesichts der Schilderungen Ärger oder Unbehagen verspürt, der Auffassung sein, dass eine Trennung für seine Klientin besser wäre. Die Wahrscheinlichkeit ist hoch, dass diese gefühlsmäßige Reaktion die folgenden Interventionen prägen wird, wenn der Therapeut sie nicht als seine eigene wahrnimmt und innerlich beiseitestellt. Damit arbeitet er aber an der Klientin vorbei und invalidiert sie. Wenn er stattdessen empathisch eingestimmt ist und miterleben möchte, was die Klientin im Inneren bewegt, wird er zuhören, nachfragen und verstehen, wie wichtig es ihr ist, in ihrem Zuhause bleiben zu können, weil es ihr trotz allem Geborgenheit geben kann. Und, wenn sie sich in der therapeutischen Beziehung sicher und geschätzt fühlt, kann er darüber hinaus von ihr erfahren, dass sie eine Trennung als Versagen erleben wird. Sie wird also eher bereit sein, Aspekte ihres Erlebens, die mit schmerzhaften Gefühlen wie Scham, Schuld oder Wertlosigkeit verbunden sind, zu thematisieren. Die Chance, zentrale Themen zu bearbeiten, steigt damit.

Die Bereitschaft im Sinne der therapeutischen Haltung und die Fähigkeit, therapeutische Gespräche empathisch zu gestalten, sind für sämtliche Aufgaben in der EFT essentiell. In der „Live-Situation" einer Sitzung ist es nicht wichtig, die verschiedenen empathischen Reaktionsweisen in der Echtzeit benennen zu können – würden wir hierüber nachdenken, wären wir weder empathisch noch präsent. Aber es ist sinnvoll, beispielsweise im Rahmen einer Supervision, zu erkennen und zu reflektieren, wie sich ein Therapeut hinsichtlich der Empathie verhalten hat – und ob dies für die Klientin hilfreich war. So kann es eine emotionsvermeidende Klientin überfordern, wenn ihr Therapeut sich empathisch explorativ oder evokativ verhält. Im schlechtesten Fall verschreckt er sie und stört die therapeutische Allianz.

Neben der Förderung und Wahrung einer sicheren, Halt gebenden therapeutischen Beziehung erfüllt empathisches Verhalten weitere Funktionen. So ermöglicht ein empathisches Gesprächsangebot der Klientin, auch auf kognitiver Ebene zu neuen Erkenntnissen zu gelangen (Schaffen von Bedeutungen), da sie sich angstfrei, begleitet von einem unvoreingenommenen Gegenüber, mit ihren Themen auseinandersetzen kann. Des Weiteren unterstützt Empathie die Emotionsregulation dadurch, dass Klienten eine akzeptierende, wohlwollende Sicht auf sich entwickeln. Ein Beispiel aus meiner Praxis in einer onkologischen Rehabilitationsklinik mag diese beiden Aspekte verdeutlichen. Die meisten Betroffenen erleben Angst und Traurigkeit angesichts der Krebsdiagnose, hören leider aber nur allzu oft, dass sie positiv denken sollen, damit sie wieder gesund werden oder weil ihre Prognose doch so gut sei. Viele Betroffene gehören zur (Nach-)Kriegsgeneration, die es gelernt hat, ihre Gefühle zu ignorieren und vor anderen zu verbergen. Sie schämen sich ihrer Gefühle, sind wütend auf sich (sekundäre Emotionen), so „schwächlich" zu sein und sich womöglich selber zu schaden. Durch das Gespräch, in dem sie empathisches Verstehen und Validierung erfahren haben, fühlen sie sich entlastet und gestärkt: *„Es hat gutgetan, über meine Angst zu sprechen, ohne billige Ratschläge wie ‚Denken Sie positiv, lachen Sie mal wieder' zu hören zu bekommen oder dass meine Prognose doch richtig gut sei und ich keine Angst zu haben brauche. Sie ist ja trotzdem da! Ich verstehe meine Angst jetzt besser und werde besser zu ihr stehen können. Gleichzeitig habe ich das Gefühl, dass sie durch dieses Verstehen und Ihr Zuhören kleiner geworden ist."*

In der EFT differenzieren wir zwischen verschiedenen Formen von empathischen Reaktionsweisen, die ich nun darstellen werde:

- Empathisches Verstehen: Spiegeln und Folgereaktionen
- Empathisches Bestätigen / Validieren
- Empathische Exploration, Passfragen und Prozessbeobachtungen
- Evokatives Spiegeln
- Empathisches Vermuten
- Empathisches Zurückfokussieren

Es geht dabei nicht um das Abspulen von Techniken, sondern um die Einbettung in eine von Akzeptanz, Wertschätzung und Präsenz getragene therapeutische Beziehung.

### 10.1.1 Empathisches Verstehen

Empathie, vermittelt durch empathisches Verstehen, ist gekennzeichnet durch die Bereitschaft sowie die Fähigkeit, sich wertfrei in die Einstellungen anderer Menschen einzufühlen. Die Als-ob-Eigenschaft des empathischen Verstehens ist dabei wichtig. Bischof-Köhler beschreibt dies sehr anschaulich:

> „Vom Phänomen her gesehen ist sie … die Erfahrung, unmittelbar der Gefühlslage eines Anderen teilhaftig zu werden und sie dadurch zu verstehen. Trotz dieser Teilhabe bleibt das Gefühl aber anschaulich dem Anderen zugehörig. Darin unterscheidet sich Empathie von Gefühlsansteckung (z. B. bei Panik, Begeisterung oder ansteckendem Lachen), bei der die Stimmung des Anderen vom Beobachter selbst Besitz ergreift und dabei ganz zu dessen eigenem Gefühl wird."
>
> (Bischof-Köhler 1989, in: Strauß, Hohagen & Caspar 2007, S. 1547).

Empathisches Verständnis ist für Klienten erst dann hilfreich, wenn der Therapeut ihnen das Verstandene mitteilt, wofür es die Möglichkeiten des empathischen Spiegelns und der Folgereaktionen gibt.

## Empathisches Spiegeln

Empathisches Spiegeln heißt, das von der Klientin Gesagte in denselben Worten oder als Paraphrase in Begriffen, die das Gleiche bedeuten, zu wiederholen, also eine Art „Wort-Spiegel" zu sein. Hierüber kann der Therapeut der Klientin seine Präsenz vermitteln und dass er bereit ist, ihr zuzuhören und sie zu verstehen. Im Übrigen kann sie ihren Therapeuten korrigieren, sollte er ihr Erleben noch nicht genau erfasst haben. Es kann sogar die Selbstexploration fördern, wenn er gelegentlich (!) mit seinen Spiegelungen danebenliegt und den Kern nicht richtig trifft. Über seine Bereitschaft, sich von ihr korrigieren zu lassen, vermittelt er zudem der Klientin, dass sie die Expertin für ihr Erleben ist.

Höger und Eckert (in Strauß, Hohagen & Caspar 2007, S.1549) beschreiben, worauf dabei konkret zu achten ist:

> „1. Die Klientenäußerungen in Bezug auf deren externale und internale Inhalte differenzieren.
>
> 2. Aus der Sicht des Klienten den Inhalt des Gesagten erfassen, zusammen mit den wichtigen Gefühlen und dem, was diese Gefühle für den Klienten bedeuten.
>
> 3. Das auf diesem Wege empathisch Verstandene sprachlich formulieren."

Ein Beispiel dazu:

Klient (K.): „*Wir wurden immer nach vorne geholt und ausgefragt. Der Lehrer wusste immer genau, was man nicht so konnte. Und dann hat er uns, hat er mich, genüsslich vor der Klasse bloßgestellt. Ich fühle mich heute noch ganz klein, wenn ich daran denke. Diese Häme von ihm.*"
Therapeut (Th.): „*Ganz klein.*"
Oder:

K.: „*Ich habe versucht, Hilfe zu bekommen, von meinen Tanten, den Lehrern, ich war beim Jugendamt. Niemand hat mich ernst genommen, die haben mich im Stich gelassen. Alle haben weggeschaut.*"
Th.: „*Sie hätten Hilfe und Schutz gebraucht, aber keiner hat Ihre Not sehen wollen.*"

### Folgereaktionen

Wir achten in der EFT auf das, was am prägnantesten, emotional am eindringlichsten (poignancy) wirkt, und verleihen dem in sprachlicher sowie non- und paraverbaler Form Ausdruck. Die verbalen Spiegelungen werden durch Folgereaktionen des Therapeuten, die auch als Bestätigungen (acknowledgements) oder minimale Ermutigungen (minimal encouragers) bezeichnet werden, abgerundet. Diese sind para- und nonverbales Verhalten wie die Körperhaltung, Nicken, Mimik und Gestik, die Tonlage, kurze Bekräftigungen wie „ja“ oder „hmm“. Es ist wichtig, die Sprechgeschwindigkeit und Lautstärke der Stimmung des Klienten bzw. des Gesagten anzupassen. Die im obigen Beispiel erwähnte Spiegelung „ganz klein“ wird prägnanter und drückt noch umfassender Empathie aus, wenn sie mit gesenkter, etwas verlangsamter Stimme ausgesprochen wird. Über das para- und nonverbale Verhalten können Emotionen, die implizit zum Vorschein kommen, vom Therapeuten zum Ausdruck gebracht werden: Ärger durch eine aufrechte Haltung sowie eine lautere, kräftige Stimme, Angst durch ein Zusammenducken. Bekräftigendes Kopfnicken, ein „Ja“ oder „Ich verstehe“ ermutigt Klienten in der Regel, in der Selbstexploration und im Selbstausdruck fortzufahren.

## 10.1.2 *Empathisches Bestätigen*

Empathisches Bestätigen vermittelt Wertschätzung, Unterstützung und Validierung und ist insofern ein wichtiges therapeutisches Verhalten bei traumatisierten oder depressiven Klienten. Zum einen begleitet der Therapeut die Klientin wertschätzend und respektvoll in ihr Erleben und damit oft in ihren (Kern-)Schmerz hinein, sodass sie in der sicheren therapeutischen Beziehung ihre primären Emotionen spüren und zum Ausdruck bringen kann, zugleich richtet der Therapeut seine Aufmerksamkeit auf die Momente, in denen sich aus diesem Erleben der primären maladaptiven Emotion heraus eine Wachstumstendenz entwickelt:

K.: *„Alle sagen, ich müsste meinen Trainer doch hassen. Niemand versteht, dass ich das nicht kann. Ich fühle das nicht. Und da komme ich mir so falsch vor, das ich nicht normal bin.“*

Th.: *„Sie zweifeln ganz stark an Ihrem eigenen Erleben, weil Sie niemand versteht. Sie sagten vorhin, dass Ihr Trainer Ihnen auch ein Gefühl von Wichtigkeit gegeben hat, weil er Zeit für Sie hatte. Und wenn er Ihnen* *damit das gegeben hat, was Sie von Ihren Eltern so gebraucht hätten, dann fällt es Ihnen schwer, ihm gegenüber Wut zu empfinden.“*

K.: *„Ja, ganz genau. Ich komme mir falsch vor.* (Mit leiser, langsamer Stimme, gesenktem Blick) *Ich schäme mich regelrecht und ziehe mich dann zurück.* (Richtet sich auf, nimmt Augenkontakt auf) *Ich wünsche mir so, dass die mich mit ihren eigenen Vorstellungen in Ruhe lassen.* (Stimme wird fester) *Wenn wir jetzt darüber sprechen, merke ich, dass mich das ärgert. Die können mir doch nicht meine Gefühle vorschreiben. Ich weiß darüber doch wohl am besten Bescheid!“*

Th. (mit weicher Stimme): *„Erst spüren Sie dieses Gefühl, falsch zu sein, sich verstecken zu wollen.* (Stimme etwas lauter und fester) *Aber Sie merken auch, wie sehr es Sie ärgert, in Ihrem Erleben definiert zu werden.* (Mit einer Armgeste nach vorne) *Sie wollen damit in Ruhe gelassen werden. Und Sie wollen respektiert werden. Sie kennen sich selbst am besten.“*

Hierzu eine kleine Übung, die Sie mit einem Kollegen oder einer Kollegin durchführen können:

**ÜBUNG**

Nehmen Sie sich zu zweit eine halbe Stunde Zeit, sodass jeder von Ihnen einmal in der Therapeuten- und einmal in der Klientinnenrolle ist. Als Klientin wählen Sie bitte ein persönlich bedeutsames Thema, das aber nicht zu belastend ist. Als Therapeut ist es nun Ihre Aufgabe, Ihre Klientin für zehn bis zwölf Minuten zu begleiten und dabei empathisch zu spiegeln, zu validieren und Ihr empathisches Verstehen auch über non- und paraverbales Verhalten zum Ausdruck zu bringen. Bitte stellen Sie Ihrer Klientin während dieser Zeit keinerlei Fragen.

Anschließend hat die Klientin das erste Wort:

- Wie haben Sie diese Art des Gesprächs- und Beziehungsangebotes erlebt?
- Was war angenehm und hilfreich, was nicht?

Und Sie als Therapeut?

- Konnten Sie in „die Welt Ihrer Klientin eintauchen“? Oder kamen Ihnen Ideen zu Interventionen und Lösungen in den Kopf, die Sie gerne mitgeteilt hätten?
- Wie war es, keine Fragen zu stellen?
- Wie ist es Ihnen gelungen, mögliche eigene Themen als solche zu erkennen und beiseitezustellen?

Und nun tauschen Sie bitte die Rollen.

### 10.1.3 Empathische Exploration, Passfragen und Prozessbeobachtungen

Die empathische Exploration geht über das empathische Verstehen hinaus und hilft der Klientin, sich den Schwellen des Erlebens gewahr zu werden und zuzuwenden.

> „In unseren Augen haben viele Reaktionen von Therapeuten, die diesem Therapieansatz [der EFT, Anm. der Autorin] folgen, eine umfassendere Zielsetzung, als die, Verständnis zu kommunizieren und die Beziehung zu erhalten ... – nämlich den Klienten zur Selbsterforschung anzuspornen (was dem Prinzip der erlebensorientierten Verarbeitung entspricht) und mit ihm eine dem gemeinsamen Erforschen dienende Allianz aufzubauen."
>
> (Greenberg, Rice & Eliott 2003, S. 178)

Die Exploration bietet sich da an, wo das Erleben unklar ist oder sich neue Gefühle und Bedeutungen anbahnen. Sie vertieft zudem das Erleben der Klienten, indem sie von externalen Beschreibungen zu internalem Erleben (Selbstexploration) hinführt und dabei hilft, von sekundären zu primären Emotionen zu gelangen. Darüber hinaus unterstützt sie den therapeutischen Prozess, primäre Emotionen auszudifferenzieren (also die verschiedenen Schemakomponenten kennenzulernen) und zu den in ihnen liegenden Bedürfnissen zu kommen. Es ist wie ein Herantasten an das an die Bewusstseinsoberfläche kommende Erleben. Explorative Fragen, deren wichtigste Form die erlebensbezogenen Fragen (experiencing questions) sind, fördern diese Prozesse. Sie sollen die Aufmerksamkeit der Klientin im Hier und Jetzt auf verschiedene Aspekte früheren oder gegenwärtigen Erlebens richten: „emotionale Empfindungen, die Wahrnehmung von Situationen, Körperempfindungen, Bedeutungen, Wünschen oder Sehnsüchten, Absichten bzw. Intentionen" (Greenberg, Rice & Elliott 2003, S. 181).

Mögliche explorative Fragen lauten:

- „Was passiert gerade in Ihnen, während Sie mir das schildern?"
- „Was spüren Sie gerade?"
- „Was ist das Schlimmste für Sie daran?"
- „Was haben Sie vermisst; was hätten Sie gebraucht?"
- „Wie ging es Ihnen in diesem Moment?"
- „Mögen Sie mir mehr von Ihrer Angst / Ihrer Traurigkeit / Ihrem Ärger erzählen?"

Über exploratives Spiegeln lässt sich die Selbsterforschung ebenfalls anregen; das „irgendetwas“ lädt dazu ein, die Aufmerksamkeit auf innere, noch nicht bewusst repräsentierte Prozesse der Klientin zu richten.

K.: *„Ich würde so gerne neue Leute kennenlernen, auf Partys gehen. Aber im letzten Moment mache ich immer einen Rückzieher, finde Ausreden, vertrödele die Zeit, bis es zu spät ist, sich auf den Weg zu machen.“*

TH.: *„Da ist irgendetwas in Ihnen, was Sie zurückhält.“*

K.: *„Ja.* (Zögernd, suchende Stimme, nach innen gerichteter Blick) *Wie soll ich mit denen ins Gespräch kommen, mit meiner Art zu sprechen, so durch die Worte zu holpern? Was denken die dann über mich?“*

## Passfragen

Passfragen und kollaborative Fragen kleiden das „irgendetwas“, das es weiter zu erforschen gilt, in eine Frage bzw. lassen eine Lücke in der Aussage des Therapeuten, über die die Klientin ihr eigenes Erleben weiter erkunden und darüber hinaus mit dem Verständnis des Therapeuten abgleichen kann:

TH.: *„Verstehe ich Sie richtig, dass es Sie sehr ärgert, wenn er so mit Ihnen spricht?“*

K.: *„Ja, irgendwie schon. Aber ich traue mich nicht, etwas zu sagen, sondern lächle und wechsle das Thema.“*

TH.: *„Das heißt, irgendwie fühlen Sie sich dann auch ...“*

K.: *„... klein und unsicher.“*

Wichtig ist, diese Fragen sorgsam dosiert einzusetzen. Zu viele Fragen hintereinander gestellt, können in der Klientin den Eindruck erwecken, ausgehorcht zu werden oder die „richtigen“ Antworten finden zu müssen. Dies wiederum kann dazu führen, dass sie aus dem erlebensbezogenen Modus in einen kognitiven umschaltet.

Hierzu eine kleine Übung:

**ÜBUNG**

Nehmen Sie sich zu zweit eine halbe Stunde Zeit, sodass jeder von Ihnen einmal in der Therapeuten- und einmal in der Klientinnenrolle ist. Als Klientin wählen Sie bitte ein persönlich bedeutsames Thema, das aber nicht zu belastend ist. Als Therapeut ist es nun Ihre Aufgabe, Ihre Klientin für zehn Minuten zu begleiten und dabei eine explorative und eine Passfrage nach der anderen zu stellen, ohne die Antworten zu spiegeln.

Anschließend hat die Klientin das erste Wort:

- Wie haben Sie diese Art des Gesprächs- und Beziehungsangebotes erlebt?
- Was war angenehm und hilfreich; was nicht?

Und Sie als Therapeut?

- Konnten Sie in „die Welt Ihres Klienten eintauchen"?
- Wie war es für Sie, eine Frage nach der anderen zu stellen?

Und nun tauschen Sie bitte die Rollen.

## Prozessbeobachtungen

Emotionsfokussiert arbeitende Therapeuten richten ihre Aufmerksamkeit auch auf para- und nonverbale Anzeichen emotionaler Aktivierung. Diese Prozessbeobachtungen stellen sie ihren Klienten zur Verfügung. Dabei ist es wichtig, nicht konfrontativ (entlarvend) zu sein, sondern die Beobachtung vorsichtig herantastend bzw. wohlwollend interessiert anzubieten. Der Klientin bleibt es dann überlassen, ob sie bereit ist, diese mit ihrem Erleben in Verbindung zu bringen und sich gegebenenfalls weiter zu öffnen:

K. (mit leiser Stimme, Tränen in den Augen): *„Ach, wissen Sie, ich kenne das doch, dass mir niemand zuhört, wenn ich in einer größeren Runde sitze. Aber das bin ich gewöhnt* (wegwerfende Geste mit der Hand), *das ist doch nicht so schlimm."*

Th. (mit sanfter, fragender Stimme): *„Ich sehe Tränen in Ihren Augen, Ihre Stimme klingt so niedergedrückt, während Sie sagen, dass es nicht so schlimm ist."*

### 10.1.4 Evokatives Spiegeln

Evokatives Spiegeln bietet eine weitere Möglichkeit, den Zugang zum Erleben durch eine ausdrucksvolle Sprache, den Gebrauch von Metaphern sowie das paraverbale Ausdrucksverhalten zu unterstützen und zu verstärken. Der emotionale Bedeutungsgehalt wird sozusagen in Szene gesetzt, wobei darauf zu achten ist, dass der Ausdruck der eigenen (Therapeuten-) Persönlichkeit entspricht, also authentisch vermittelt wird.

TH.: „*Und dann stehen die anderen wie eine Wand vor Ihnen* (richtet sich währenddessen im Sitz auf, schaut von oben herab), *zeigen mit den Fingern auf Sie* (zeigt tatsächlich mit dem Finger), *lachen hämisch. Und Sie wünschen sich nur noch, sich in Luft aufzulösen* (macht sich dabei klein, duckt sich, spricht leiser)."

Viele Klienten haben für ihr Erleben bereits eine bildreiche, prägnante Sprache entwickelt. Hier heißt es, gut zuzuhören und diese Bilder aufzugreifen.

### 10.1.5 Empathisches Vermuten

Empathisches Vermuten vertieft den Therapieprozess ebenfalls, da der Therapeut Erleben anspricht, das im Moment da ist, von der Klientin aber (vielleicht) noch nicht wahrgenommen wird. Der Therapeut liest quasi zwischen den Zeilen, sollte seine Vermutungen aber sehr vorsichtig formulieren und als Hypothese anbieten.

Empathisches Vermuten „bezieht sich auf das aktuelle innere Empfinden (also nicht auf psychogenetische Ursachen oder Muster) und … zielt darauf ab, das augenblickliche Erleben des Klienten zu erfassen, also nicht auf die Interpretation einer von ihm nicht (an)erkannten Empfindung" (Greenberg, Rice & Elliott 2003, S. 183). So ließe sich das vorhergehende Beispiel um eine Vermutung ergänzen:

TH.: „*Ich nehme Sie gerade als ganz traurig wahr. Ist es das, was Sie empfinden?*"

Wie immer hat hier die Klientin das letzte Wort und prüft, ob sie sich traurig fühlt und wenn ja, ob sie bereit ist, mit ihrem Therapeuten darüber zu sprechen.

### 10.1.6 Empathisches Zurückfokussieren

Dieser letzte Aspekt empathischen Verhaltens verdeutlicht, wie auch die explorativen Reaktionsweisen, dass die EFT kein nondirektives Verfahren ist, sondern die therapeutischen Prozesse (und damit die Klienten) lenkt, wenn es hilfreich erscheint. Wie die empathische Exploration lädt empathisches Zurückfokussieren die Klientin ein, ihre Aufmerksamkeit auf das schmerzhafte Erleben zu lenken und es zu erkunden:

K.: „*Am Wochenende hatte ich ja ein auswärtiges Seminar. Abends bin ich alleine durch die Stadt gebummelt, das war schon komisch, so'n bisschen, hm* (schluckt) *… Irgendwie habe ich gerade einen Kloß im Hals. Na, jedenfalls gefiel mir die Stadt ganz gut, schön beleuchtete, nette Geschäfte. Das Hotel lag auch richtig günstig. Kein Grund für schlechte Laune* (schluckt). *Die Leute waren gut drauf, das muss ich sagen.*"

TH.: „*Sie sagten gerade, dass es irgendwie komisch war, so alleine in der Stadt, und dass Sie gerade einen Kloß im Hals haben. Das erscheint mir sehr wichtig. Ich würde Sie gerne bitten, noch mal zu dem zu gehen, was Sie gerade spüren, diesen Kloß im Hals, Sie alleine in der Stadt …*"

**Fragen zur Selbstreflexion**

Empathie als Verhalten kann und sollte immer wieder geübt und die Umsetzung anhand von Aufnahmen von Therapiesitzungen reflektiert werden:

- Benenne ich die emotional bedeutsamen Aspekte des Erlebens?
- Geht meine Klientin mit? Wenn nicht, überfordere ich sie mit meinen Verbalisierungen, verstehe ich sie noch nicht gut genug?
- Was empfinde ich gegenüber der Klientin? Welche Aspekte ihres Erlebens verstehe ich, welche nicht?
- Werden eigene Themen getriggert, und stört das mein empathisches Eingestimmtsein?

Wer daran interessiert ist, Rogers bei der nondirektiven Arbeit über die Schulter zu schauen, wird im Internet bei YouTube fündig. Beispielsweise können Sie dort eine vollständige Sitzung mit der Klientin „Gloria" einsehen – übrigens im Vergleich mit Sitzungen, die von Fritz Perls und Albert Ellis geleitet wurden („Three approaches to psychotherapy – All three session", einzusehen unter ↗ http://www.youtube.com/watch?v=SgiX0QLnpBM).

## 10.2 Focusing bei einem unklaren oder abwesenden Felt Sense

„Der Körper weiß die Antwort."

(E. T. Gendlin)

In Abschnitt 1.3 habe ich bereits darauf hingewiesen, dass das Experiencing-Konzept des Focusing eine wichtige Rolle in der EFT spielt. Im Folgenden werde ich das praktische Vorgehen beschreiben.

Ann Weiser Cornell hat ein schönes Bild für die Haltung entwickelt, mit der Focusing durchgeführt wird:

> „Stellen Sie sich vor, Sie stehen auf einer Wiese am Waldesrand. Plötzlich lugt ein scheues Tier aus dem Wald. Sie wissen, dass weder das Tier Ihnen noch Sie ihm gefährlich sind, und Sie hätten gerne, dass es sich in Ihrer Gegenwart sicher fühlt. Was würden Sie tun? Welche Stimmung würden Sie nach Möglichkeit verbreiten? Was würden Sie nicht tun?"
>
> (Weiser Cornell 2015, S. 27)

Dieses scheue Tier ist gleichsam das unbestimmte, noch nicht in Worte fassbare *Etwas,* der Felt Sense (Abschnitt 1.3) oder der somatische Marker (Abschnitt 2.2), dem es gilt, mit ruhiger Aufmerksamkeit und Offenheit zu begegnen: „Focusing nenne ich die Zeit, in der man mit etwas ist, das man körperlich spürt, ohne zu wissen, was es ist" (Gendlin 2014, S. 13).

### *10.2.1 Das zugrunde liegende Verarbeitungsproblem*

Es kann vorkommen, dass Klienten ihrem körperlich gespürten emotionalen Erleben keine Bedeutung zuschreiben können. Sie verspüren ein unklares, diffuses Gefühl und haben keine Worte, kein klares „Etikett" dafür. Sie spüren aber, dass dieses *Etwas* bedeutsam ist und irgendwie mit ihren Schwierigkeiten zu tun hat. Es ist auch möglich, dass sie über ihr Erleben hinweggehen in Form eines intellektualisierenden, externalen und rationalen Sprechens. Damit entgeht den Klienten die Bedeutung, die in diesem Gefühl enthalten ist. Sie können keine neuen Informationen über sich gewinnen und sich letztendlich nicht weiterentwickeln. Adaptive Emotionen können nicht utilisiert und maladaptive Emotionen nicht transformiert werden.

### 10.2.2 Marker

Ein deutlicher Marker für ein unklares Gefühl ist, wenn Klienten schildern, dass sie sich irgendwie unbehaglich fühlen, dass sich irgend*etwas* im Bauch zusammenzieht, dass sie sich kribbelig oder unruhig fühlen. Dieses Etwas hat aber keine klare, konkret benennbare Gefühlsqualität, auch bleibt oft der Grund im Dunkeln. Das unklare Unbehagen kann sich in Reizbarkeit oder einem als bedrohlich erlebten Gefühl zeigen.

Wenn ein Klient, trotz empathischer Spiegelung und Exploration oder einer evokativen Sprache seitens der Therapeutin, Situationen mit einem externalen Aufmerksamkeitsfokus beschreibt oder eine intellektualisierende und rational-konzeptionelle Sprache verwendet, weist dies darauf hin, dass er seinem inneren Erleben keine Aufmerksamkeit schenkt (Abschnitt 3.2). Befindet sich ein Klient im Zustand der Stagnation („Ich drehe mich im Kreis und komme einfach nicht weiter mit meinem Problem“), was sich in einem Gefühl des Desorganisiertseins, der Verwirrung, aber auch der Ratlosigkeit und Leere zeigen kann, hilft Focusing, die Aufmerksamkeit in Ruhe nach innen auf das körperlich Gefühlte, den Felt Sense, zu richten und so den Körper zu sich sprechen zu lassen.

### 10.2.3 Wobei wir Klienten unterstützen möchten

In der EFT nehmen wir neben der empathischen auch eine Focusing-Haltung ein und laden unsere Klienten ebenfalls ein, sich ihrem körperlich gespürten Erleben aufmerksam und freundlich zuzuwenden. Es erfordert Geduld und die Fähigkeit, Unklarheit oder Mehrdeutigkeit aushalten zu können – von der Therapeutin und dem Klienten. Ziel von Focusing ist die Vertiefung des Erlebens, die Symbolisierung unklaren, aber gefühlt bedeutungsvollen Erlebens sowie die Integration verbal-konzeptueller mit nonverbal-erlebensbezogenen Elementen.

Es ist zugleich eine Methode und ein Prozess. Letzterer entsteht und entwickelt sich, wenn eine Person ihre Aufmerksamkeit auf ihr inneres Erleben richtet, auf das, was noch nicht bewusst und damit unklar an einem Thema oder einer Situation ist. Hierüber werden implizite emotionale Schemata aktiviert, aus denen der Felt Sense entsteht. Aus diesem wiederum entwickelt sich, sobald die passende Symbolisierung beispielsweise in Form eines Wortes oder einer Geste gefunden wurde, ein Felt Shift als spürbare Veränderung, beispielsweise als Erleichterung, ein behagliches Ausatmen oder eine Entspannung des Körpers: „Ah, das ist es, was das Kribbeln bedeutet."

Der Focusing-Prozess läuft innerhalb der Person ab und trägt zur Persönlichkeitsentwicklung bei. Als Methode hilft Focusing, diesen inneren Prozess zu gestalten, das Fühlen und Denken miteinander in Kontakt zu bringen, sich auf den Felt Sense zu beziehen und ein Gefühl für Richtig oder Falsch zu entwickeln, wenn es darum geht, Entscheidungen zu treffen. Uns Therapeuten hilft es als Methode und Haltung, Klienten in ihrem Prozess konstruktiv zu begleiten.

### 10.2.4 Das therapeutische Vorgehen

Im Folgenden beschreibe ich einen Focusing-Prozess. Dieser besteht aus sechs Schritten. Klienten müssen sich in der therapeutischen Beziehung sicher fühlen, um sich hierauf einlassen zu können, da sie währenddessen die Kontrolle über das abgeben, was in ihnen vor sich geht, und nicht mit vorgefertigten Schablonen über sich sprechen können. Während des Focusing-Prozesses ist es wichtig, als Therapeutin ruhig und langsam zu sprechen sowie Pausen zu lassen.

#### Freiraum schaffen

Klienten sollen sich einen inneren Freiraum für die Arbeit mit ihrem Erleben schaffen. Sie können dies erreichen, indem sie sich in einen entspannten Zustand versetzen, indem sie tief durchatmen, eine bequeme Haltung einnehmen sowie die Augen schließen oder „unscharf stellen". Damit richten sie ihre Aufmerksamkeit nach innen, statt weiter zu externalisieren oder sich stagnierend im Kreis zu drehen.

Sodann sollen sie alle Themen auftauchen lassen, die sie derzeitig als problematisch erleben. Die Leitfrage ist: „Was hindert mich jetzt daran, mich mit mir selbst wohl zu fühlen?"

Diese Themen sollen sie nacheinander zur Seite stellen, so, wie es für sie passend ist, aber nicht zu weit weg. Das Ziel dabei ist, einen leeren, inneren Arbeitsraum zu schaffen, der sich gut anfühlt. In diesen Arbeitsraum wird schließlich das zu bearbeitende Thema geholt.

Während einer Sitzung kommt es durchaus vor, dass Klienten direkt einen Felt Sense spüren, den sie nicht verstehen oder der sie verwirrt. In der EFT steigen wir dann auch direkt, ohne das Schaffen eines Freiraums, in das Focusing ein.

Ein Klient beschreibt beispielsweise zu Beginn der Sitzung, sich gedanklich sehr mit der Beziehung zu seiner Mutter zu beschäftigen, obwohl er auf Distanz gehen will und sich mit diesem Vorsatz eigentlich auch gut fühlt. Dennoch reagiere er mit einem unklaren, unbehaglichen Gefühl in der Magengegend und Gereiztheit, wenn es zu Kontakten komme. Auch während er jetzt darüber spreche, stelle sich dieses Gefühl ein. Er verstehe dieses Unbehagen und die Wichtigkeit, die er dem Thema gibt, nicht.

Das für ihn Belastende ist die fehlende Klarheit seines Empfindens. Er sieht hierin den Ursprung, sich zu viel mit der Beziehung zu beschäftigen, ist sich aber nicht sicher. *„Irgendwie scheint da noch mehr zu sein. Da ist noch etwas, was ich nicht greifen kann.“* Dem Klienten fehlen die Worte, das verbal-konzeptuelle Element, für sein Erleben. Dies erschwert es ihm, einen Sinn darin zu finden (Marker).

## Das zu bearbeitende Thema fokussieren und den Felt Sense dazukommen lassen

Wird der Marker deutlich, besteht die Aufgabe darin, sich auf das zu bearbeitende Thema zu konzentrieren und ein Gefühl, den Felt Sense, dazu entstehen zu lassen. Hilfreich ist es, die Aufmerksamkeit auf den Brust- und Bauchbereich zu lenken und geduldig zu warten, bis sich das unklare innere Gefühl entwickelt. Als Therapeutin ist es sehr wichtig, ebenfalls geduldig zu sein, sehr wenig zu sprechen, um den Klienten nicht zu stören:

K.: *„Nach dem Telefonat mit meiner Mutter musste ich immer wieder darüber nachdenken. Ich bin gar nicht losgekommen davon, meine Stimmung ging in den Keller, obwohl ich mich vorher so auf das Wochenende mit meiner Frau und den Kindern gefreut hatte. Da scheint noch irgendetwas zu sein, was mich festhalten lässt, auch wenn ich es bewusst nicht greifen kann.“*

TH.: *„Während Sie jetzt von dem Telefonat mit Ihrer Mutter erzählen, was passiert da in Ihnen? Was spüren Sie jetzt gerade?“*

K.: *„Das geht sofort los, schon als ich mich hier in den Sessel gesetzt habe. Es drückt auf meinen Brustkorb* (hält seine Hand an die Stelle).“

## Den Griff finden: Symbolisierung des Felt Sense

Im Beispiel ist der Klient bereits völlig auf das für ihn bedeutsame Thema fokussiert, und er spürt während seiner Schilderung bereits den Felt Sense, sodass wir schnell mit diesem Schritt beginnen konnten. Das Ziel ist, ein Wort, ein Symbol oder eine Geste für den Felt Sense zu suchen – oder vielleicht besser ausgedrückt: entstehen zu lassen. Die Symbolisierung ist ein Prozess des Geschehenlassens. Die Aufgabe der Therapeutin ist es, die Worte des Klienten möglichst eins zu eins und ohne Interpretationen zu wiederholen:

TH.: „*Wenn es für Sie in Ordnung ist, möchte ich Sie bitten, mal bei diesem Gefühl zu verweilen. Wenn Sie dorthin spüren, welche Gedanken, Bilder, Worte tauchen auf? Nehmen Sie sich ruhig Zeit dafür.*"

K. (nimmt sich Zeit, schaut nach unten, nach innen gerichteter Blick): „*Es ist Angst.*"

TH.: „*Angst. Was passiert mit dem Gefühl im Brustkorb?*"

K.: „*Es rutscht nach unten* (hält seine Hand auf den Bauch)."

TH.: „*Es rutscht nach unten. Dann möchte ich Sie bitten, dem Gefühl weiter Ihre Aufmerksamkeit zu schenken. Welche Worte, Bilder, Sätze tauchen auf? Lassen Sie einfach alles kommen, nehmen Sie sich Zeit.*"

K. (schaut wieder nach unten mit nach innen gerichtetem Blick, atmet ganz ruhig): „*Das ist so ein grauer Nebel, so ein waberndes Etwas* (formt mit den Händen einen Kreis, als würde er einen Ball halten). *So wie ein unscharfes, graues Fernsehbild, das ist nicht zu fassen, da kann ich nicht zugreifen.*" (Schaut auf.)

Die Leitfrage ist nun, ob die Symbolisierung stimmig ist. Klienten können dies über eine Entspannung des Körpers oder ein Gefühl der Erleichterung spüren. Passt die Symbolisierung nicht, geht die Suche weiter. Auch hierbei ist es wieder wichtig, geduldig zu sein. Im Beispiel findet der Klient schnell die stimmige Symbolisierung, was mit einem Felt Shift einhergeht. Das unbehagliche körperliche Empfinden löst sich auf und er nimmt die nun verbalisierte Bedeutung seines Erlebens an – sowohl inhaltlich als auch emotional:

TH.: „*Ein grauer Nebel, wabernd, ein unscharfes, graues Fernsehbild, nicht zu fassen. Passt das zu Ihrem Empfinden?*"

K.: „*Ja, das gibt es gut wieder.*"

TH.: „*Was passiert mit Ihrem Gefühl im Bauch?*"

K.: „*Es ist weg, es hat sich aufgelöst.*" (Felt Shift)

## Anwenden des Symbols auf das Thema

Sollte ein Felt Shift entstanden sein, besteht die Möglichkeit, dieses ganzheitliche innere Erleben zu befragen und zu reflektieren, so wie der Klient es bereits aus sich heraus entwickelt:

K.: *„Das hatte etwas von meiner Zukunft. Oder, wie ich die sehe, nämlich als im grauen Dunst liegender Weg. Und das macht mich unsicher."*
TH.: *„Ihre Zukunft als im grauen Dunst liegender Weg. Sie fühlen sich unsicher."*
K.: *„Ich fühle mich so unsicher und klein, ich bräuchte meine Eltern, die mir Sicherheit geben, die mich begleiten. Vor allem meine Mutter. Aber ich werde das von ihr nicht bekommen."*
TH.: *„Sie fühlen sich unsicher und klein, Sie bräuchten Ihre Eltern als Wegbegleiter, vor allem Ihre Mutter, die Ihnen Sicherheit gibt. Aber Sie haben keine Hoffnung, das von ihr zu bekommen."*

Hierüber entwickelte sich im weiteren Verlauf die Aufgabe einer Leeren-Stuhl Arbeit (Abschnitt 11.2), in der der Klient seine Traurigkeit darüber, keine Unterstützung von seinen Eltern zu erhalten und damit von ihnen alleine gelassen zu werden, zum Ausdruck bringen konnte. Darüber hinaus fühlte er sich in einem adaptiven Sinne berechtigt, sich Unterstützung zu wünschen, statt das Gefühl zu haben, seine Eltern oder auch andere Menschen zu stören oder eine Belästigung zu sein.

### Die sechs Focusing-Schritte im Detail

Im Folgenden sind die sechs Schritte eines vollständigen Focusing-Prozesses mit den dazugehörenden Leitfragen und -instruktionen zur leichteren Nachvollziehbarkeit aufgeführt:

***Freiraum schaffen***

Der Klient soll eine bequeme Körperhaltung einnehmen, durchatmen und Probleme, die einem Wohlbefinden im Weg stehen, beiseitestellen und versprechen, sich später darum zu kümmern: *Wie fühlt sich Ihr Körper jetzt gerade an? Was hindert Sie daran, sich jetzt wohl zu fühlen?*

***Felt Sense entstehen lassen***

*„Richten Sie bitte Ihre Aufmerksamkeit auf Ihr Thema, Ihr Problem. Und richten Sie Ihre Aufmerksamkeit auf Ihren Brust- und Bauchbereich. Warten Sie, bis ein Gefühl dazu entsteht. Lassen Sie sich Zeit. Wenn das Gefühl da ist, schenken Sie ihm Ihre freundliche Aufmerksamkeit und leisten ihm Gesellschaft. Wenn Sie an Ihr Problem denken, können Sie in Ihrem Körper dazu etwas spüren?"*

Sollte sich kein Felt Sense einstellen, sollte das Problem noch mal geschildert werden. Und dann: *„Lassen Sie das Problem mal auf sich wirken."*

Dabei ist es wichtig, die Worte des Klienten eins zu eins zu wiederholen (saying back) und nichts Eigenes oder Interpretierendes hinzuzufügen.

***Einen Griff finden, den Felt Sense symbolisieren***

*„Was können Sie körperlich spüren?"*
*„Wo können Sie es spüren?"*
*„Wie können Sie es spüren?"*
*„Bleiben Sie dabei und lassen Sie sich Zeit, diese Empfindung auf sich wirken zu lassen."*

Falls der Felt Sense nur vage gespürt wird:
*„Stellen Sie sich Ihr Problem noch mal vor und lassen Sie das auf sich wirken."*
*„Welche Qualität hat Ihr Empfinden? Wie fühlt es sich an?"*
*„Welche Form, welche Ausdehnung hat Ihr Empfinden? Welche Körperempfindung macht es?"*

Sobald der Felt Sense deutlich spürbar und stabil ist:
*„Schauen Sie mal, ob zu Ihrem Empfinden ein Wort, ein Bild, ein Satz oder eine Geste entsteht."*

Dabei ist es wieder ganz wichtig, die Worte des Klienten eins zu eins zu wiederholen (saying back) und nichts Eigenes oder Interpretierendes hinzuzufügen.

***Die Beschreibung mit dem Felt Sense vergleichen***

*„Wenn Sie das Bild / das Wort mit dem Körpergefühl vergleichen, ist es ein gutes, ein passendes Bild?" „Passt dieses Bild / dieses Wort zu dem Gefühl?"*

Wenn es passt, wird sich ein Felt Shift, das heißt ein Gefühl der Erleichterung oder eine Art „Aha-Effekt", einstellen.

***Dem Felt Sense Fragen stellen***

*„Dieses Bild / dieses Wort, sagt Ihnen das etwas?"*
*„Was daran ist so … (hier das Beschreibungswort nennen)?"*
*„Was ist der Kern davon?"*
*„Was ist das Schlimmste / das Wichtigste daran?"*
*„Was braucht es, damit es besser wird? Was sollte geschehen?"*
*„Wie würde es sich anfühlen, wenn es in Ordnung wäre?"*

Dieser Schritt hilft dabei, dem körperlichen Erleben eine Bedeutung zu verleihen und die in ihm enthaltenen Informationen zugänglich zu machen.

***Das Erlebte annehmen und schützen***

*„Vielleicht wäre es in Ordnung, für einen Moment bei dem Gefühl zu bleiben."*

Anschließend erfolgt eine Reflexion.

### 10.2.5 *Worauf zu achten ist*

Der Felt Sense ist in der Tat ein „scheues Tier“, das sich schnell verschrecken lässt durch Ungeduld und ein angestrengtes, konzeptuelles Nachdenken. Deshalb sind Offenheit und ein Nichtwissen auf der Seite der Therapeutin wichtig.

Die Kunst besteht darin, zu erkennen, ob der Klient Unterstützung dabei braucht, bei seinem Erleben zu bleiben, oder besser in Ruhe gelassen werden sollte.

Im Verlauf einer Therapiesitzung gibt es auch viele „kleine“, teilweise nur wenige Minuten dauernde Momente, in denen Klienten dazu eingeladen werden sollten, auf ihr Erleben zu fokussieren, ohne einen vollständigen Focusing-Prozess durchzuführen. So können emotionsfokussierende Fragen und Instruktionen (Abschnitt 6.2.5) Klienten unterstützen, ihre Aufmerksamkeit nach innen auf ihr körperlich gespürtes Erleben zu lenken und es zu sich sprechen zu lassen.

## 10.3 Systematisches evokatives Erschließen bei problematischen emotionalen Reaktionen

„Ich weiß nicht, was soll es bedeuten, dass ich so traurig bin.“

(Heinrich Heine, *Die Lore-Ley*)

Zuweilen stehen Klienten ihrer emotionalen oder verhaltensbezogenen Reaktion auf Situationen ratlos gegenüber und verstehen den Zusammenhang zwischen dem Ereignis und ihrer Reaktion nicht. Die Emotion erscheint ihnen sinnlos: *„Bei der Musiktherapie haben wir so schöne Lieder gesungen, zu denen die Therapeutin wunderbar auf dem Klavier gespielt hat. Und ich bin so traurig geworden, dass ich weinen musste. Merkwürdig.“*

Die emotionale Reaktion an sich kann, muss aber nicht problematisch sein; sie kann durchaus situationsangemessen sein. Vielmehr ist das Problematische oft die Heftigkeit der Emotion, die die Klienten ratlos hinterlässt: *„Wenn wir uns streiten, verlässt mein Mann oft mitten im Satz den Raum und entzieht sich damit einer Klärung. Ich platze dann vor Wut. Das ist völlig überdosiert, weil ich dann so richtig losbrülle. Dabei weiß ich doch, dass es nichts bringt, weiter zu diskutieren. Und er hat auch Angst vor*

*Konflikten. Ich verstehe nicht, weshalb ich dann so ausklinke und so heftig reagiere.“*

Insgesamt ist es für die Klienten schwierig bis unmöglich, Bedeutung aus ihrem Erleben zu ziehen. In der Summe werden diese nicht verstandenen Emotionen als belastend erlebt.

### 10.3.1 Das zugrunde liegende Verarbeitungsproblem

Es ist wichtig zu beachten, dass problematische Reaktionen sich nicht auf Verhaltensweisen wie Trichotillomanie, Nägelkauen, Rauchen oder andere habituelle Verhaltensweisen beziehen, da diese in der Regel nicht schemabasiert sind, sondern auf Reiz-Reaktions-Konditionierungen beruhen.

Das emotionale Verarbeitungsproblem liegt darin, dass Klienten weder wissen, welche Aspekte der Situation auslösend für ein Schema sind, noch, was genau in ihnen vor sich geht. So kann die Klientin zwar über ihren massiven Ärger sprechen, sie weiß aber nicht, welche subjektive Bedeutung in ihm enthalten ist. Dies könnte beispielsweise ein Schema sein, das damit im Zusammenhang steht, nicht wichtig zu sein, damit verbunden, sich nicht ernst genommen zu fühlen, und damit zu erwarten, grundsätzlich nicht gehört, sondern ständig ignoriert zu werden. Das Losbrüllen dient dann dazu, sich Gehör zu verschaffen. Da sich die Klientin aber nicht bewusst über die Schema-Komponenten ist, kann sie ihr Verhalten weder verstehen noch verändern.

Das aktivierte Schema kann adaptiv oder maladaptiv sein. Bezogen auf adaptive Emotionen liegt die Problematik darin, dass diese nicht als Ressource genutzt werden können, da die in ihnen enthaltenden Informationen nicht klar werden. Maladaptive Emotionen wiederum, die sich per se belastend anfühlen, führen zu dysfunktionalen Verhaltensweisen. Wie in Abschnitt 2.3.2 und 2.3.3 beschrieben, führt die sich wiederholende Aktivierung dysfunktionaler Schemata zu deren Aufrechterhaltung. Neue Erfahrungen werden auf alte Weise erlebt, damit verzerrt wahrgenommen und wiederum in die alte Schemastruktur assimiliert, was diese festigt (Greenberg, Rice & Elliott 2003).

### 10.3.2 Marker

Typische Klientenaussagen, die auf eine problematische emotionale Reaktion hinweisen, sind beispielsweise:

*„Gestern ist mein Mann mit einer ganz miesen Laune von der Arbeit nach Hause gekommen. Mir wurde es richtig mulmig zumute. Ich habe mich so eingeschüchtert gefühlt. Aber warum bloß? Wieso reagiere ich darauf, obwohl das nichts mit mir zu tun hat?"*

*„Ich fahre eigentlich gerne zu Seminaren. Meistens treffe ich dort nette, mir bereits bekannte Kollegen. Aber jedes Mal auf dem Weg dorthin fühle ich mich unendlich traurig. Ich verstehe überhaupt nicht, was da mit mir los ist."*

Der Marker für die problematische Reaktion umfasst drei Merkmale:
1. Die Klientin schildert eine bestimmte Situation,
2. beschreibt ihre persönliche Reaktion darauf und
3. äußert, von dieser Reaktion überrascht und verwirrt zu sein (Greenberg, Rice & Elliott 2003; Auszra, Herrmann & Greenberg 2016).

Der Marker zeigt damit das Vorhandensein und das Wirken eines Schemas, aber nicht dessen konkreten Inhalt. Es ist dabei durchaus möglich, dass Klienten keine konkrete Situation, sondern lediglich eine nicht verstandene Gefühlsänderung benennen:

*„Ich war während des Treffens zunächst gut drauf, habe mitgescherzt und so. Aber dann kippte meine Stimmung. Ich habe mich so niedergeschlagen gefühlt, hätte einfach losheulen können. Ich kann mir das überhaupt nicht erklären."*

*„Am Wochenende war ich bei einer Party. Ich hatte richtig Lust dazu, habe mich auch erst gut unterhalten und getanzt. Und dann überfiel mich wieder diese Panik. Was ist da nur los mit mir?"*

Genauso können sie auch von Verhaltensweisen sprechen, die sie als merkwürdig oder störend empfinden:

*„Das ist mir nun häufiger aufgefallen, dass ich richtig unhöflich sein kann. Dann drängle ich, halte die Tür nicht auf und so. Aber eigentlich ist mir das wichtig, höflich zu sein. Ich kann mich dann selber nicht leiden."*

### 10.3.3 *Wobei wir Klienten unterstützen möchten*

Es ist nicht hilfreich, mit Klienten über ihre verwirrenden emotionalen Reaktionen zu philosophieren oder rationale Hypothesen und Deutungen aufzustellen. Das, was von der Klientin berichtet werden kann, das explizite Wissen, beinhaltet bei der problematischen Reaktion nicht die Aufschluss gebenden Details der Situation – beispielsweise eine bestimmte Tonlage, das Mienenspiel des Interaktionspartners, spezielle Kontextfaktoren oder Ähnliches. Insofern ist es notwendig, das (noch) nicht gewusste implizite Wissen, das im jeweils aktivierten Schema liegt, im Hier und Jetzt der Therapiesitzung zugänglich zu machen.

Hierfür hat sich das systematische evokative Erschließen bewährt. Der Marker für diese Aufgabe kann jederzeit im Verlauf einer Therapie auftauchen. Oftmals öffnet das systematische evokative Erschließen die Tür zu weiteren therapeutischen Aufgaben, meistens zum Unfinished Business.

### 10.3.4 *Das therapeutische Vorgehen*

Zuerst ist es wichtig, als Therapeut den Marker für eine problematische Reaktion nicht zu überhören oder zu übergehen, weil die berichtete Situation beliebig und unwichtig wirkt. Wie im Focusing ist es auch während des evokativen Erschließens zentral, als Therapeut geduldig zu sein. Die Klientin soll sich in die Situation hineinbegeben, sie Stück für Stück schildern und währenddessen auf ihre emotionale Reaktion achten: Wann stellt sich das nicht verstandene Gefühl ein?

Über das plastische Nacherzählen und Sichhineinversetzen, wird das entsprechende emotionale Schema aktiviert und die in ihm enthaltenen impliziten Komponenten der Bearbeitung zugänglich gemacht.

Das systematische evokative Erschließen besteht aus sechs Schritten:

1. Identifizieren des Markers,
2. Reaktivieren des Erlebens,
3. wechselseitige Exploration der auslösenden Situation und des emotionalen Erlebens,
4. Bedeutungsbrücke (Zusammenhang zwischen Situation und Reaktion),
5. Exploration der zugrunde liegenden Schemata,
6. einen neuen Umgang mit den Schemata finden.

Der gesamte Prozess kann sich über eine gesamte Sitzung erstrecken oder nur wenige Minuten dauern. Manchmal reicht es aus, sowohl das markante Merkmal einer Situation als auch die geschilderte Reaktion auf evokative Weise zu benennen und zu spiegeln, um schließlich mit einer Focusing-Frage den Klienten einzuladen, seine emotionale Reaktion im Hier und Jetzt zu erschließen.

## Identifizieren des Markers

Der Klient berichtet von einem Stimmungswechsel, den er selber nicht versteht. Die Art, mit welcher Stimme er davon erzählt und wie er seine Stimmungsveränderung bewertet, weist auf eine problematische emotionale Reaktion hin. Der Therapeut greift den Marker auf, spiegelt ihn dem Klienten und versichert sich hierüber, ob er richtig verstanden hat, was den Klienten belastet. Der Marker sollte vom Therapeuten benannt werden, damit hierüber eine Übereinkunft besteht. Wie immer in der EFT gilt es dann, sich das Einverständnis einzuholen, an dem Thema miteinander zu arbeiten.

K. (mit bedrückter Stimme): *„Letzte Woche war ich doch wieder bei einem Seminar. Ich hatte Ihnen doch erzählt, dass ich mich schon auf die Kollegen freue und auch auf das Thema.“*

Th.: *„Ja, Sie waren richtig begeistert?* (Mit fragendem Tonfall, um zu zeigen, dass die Bedrücktheit wahrgenommen wird:) *Was ist passiert?“*

K.: *„Mir ist das schon ein paarmal aufgefallen, dass ich auf dem Weg zu so was in eine ganz niedergedrückte Stimmung komme. Ich sitze dann im Zug oder am Steuer und könnte losheulen, habe einen Kloß im Hals* (somatischer Marker einer wahrscheinlich primär maladaptiven Emotion). *Was ist da mit mir los, ich will das nicht, das ist doch bekloppt.“* (sekundäre Reaktion)

Th.: *„Sie wirken richtig ratlos auf mich, auch hilflos. Sie haben so gar keine Erklärung dafür?“*

K.: *„Nein. Zumal ich mir ja vorher ausmale, wen ich treffen werde und so. Ganz ehrlich, ich habe dann immer richtig Bock darauf. Aber mich nimmt dieser Stimmungswechsel richtig mit. Am liebsten würde ich dann umkehren und nach Hause fahren. Das ist doch albern! Ich habe schon so viel darüber nachgedacht. Wahrscheinlich gibt es gar keine Erklärung dafür.“*

Th.: *„Wissen Sie, Sie wirken schon sehr belastet dadurch auf mich. Einerseits ist da diese Niedergedrücktheit an sich und dann nicht zu verstehen, was da in Ihnen passiert.“*

K. (nickt): *„Ja, beides nimmt mich schon mit."*

TH.: *„Von daher möchte ich Ihnen vorschlagen, dass wir uns das genauer anschauen, was da in Ihnen passiert. Dafür möchte ich Sie bitten, mir ganz genau eine typische Situation zu erzählen. Vielleicht passt ja die vom letzten Wochenende? Wäre das okay?"*

K.: *„Ja, okay, obwohl ich ja schon andauernd darüber nachdenke, das hin und her wälze. Aber vielleicht wird das mit Ihnen anders."*

TH.: *„Wir schauen uns die Situation ganz kleinschrittig an, sodass wir herausfinden können, was Ihre Niedergedrücktheit auslöst."*

## Reaktivieren des Erlebens

Wichtig ist, eine konkrete Situation zu explorieren. Da es bedeutsam sein kann, wie sich der Klient vorher gefühlt hat, sollte er mit der Schilderung zeitlich vor der eigentlichen Situation beginnen. Das Reaktivieren wird dadurch unterstützt, dass der Therapeut auf eine evokative Weise spricht und den Klienten dahin führt, im Präsenz zu sprechen.

TH.: *„Hierzu möchte ich Sie bitten, erst mal zu erzählen, wie es Ihnen vorher ging, bevor Sie sich auf den Weg gemacht haben."*

K.: *„Ich hatte morgens etwas Zeit, konnte ausschlafen. Ich habe mich ausgeruht gefühlt. Als ich meinen Kaffee getrunken und den Reiseproviant fertig gemacht habe, habe ich mich so darauf gefreut."*

TH.: *„Okay, da sind Sie, ausgeruht und in Vorfreude. Was passiert dann?"*

K.: *„Ja, als ich mir die Schuhe anziehe und die Jacke, da wird's mir kribbelig. Aber ich bin noch nicht traurig, mir ist auf dem Weg zum Auto nur so mulmig zumute."*

TH.: *„Sie sind mit dem kribbeligen, mulmigen Gefühl auf dem Weg zum Auto. Und dann? Was passiert weiter?"*

K.: *„Ich verstaue meine Sachen, fahre los. Ich habe das Radio an, es läuft ganz gute Musik, zu der ich auch mitsumme. Die Autobahn ist frei. Die Sonne scheint. Und ich fühle mich wieder gut. Wenn der Wagen läuft, nicht so viel Verkehr ist, fühle ich mich erleichtert. Aber das hält nicht lange an. Im Radio wird gerade ein Interview geführt. Die sind so gut drauf, scherzen miteinander. Und dann kriege ich den Kloß im Hals und könnte losheulen. Auch jetzt, wenn ich das erzähle, geht das los.* (Schüttelt den Kopf) *Das ist doch Quatsch, das ärgert mich."* (sekundär reaktiver Ärger)

Es zeichnet sich ab, dass die scherzenden Interviewpartner der Stimulus für die Traurigkeit sind, wobei dies wahrscheinlich noch nicht „die ganze Geschichte" ist.

## Wechselseitige Exploration der Situation und des emotionalen Erlebens

An dieser Stelle im Prozess geht es darum herauszufinden, welchen subjektiven Zusammenhang es zwischen dem Stimulus und der emotionalen Reaktion gibt. Welche implizite Bedeutung hat diese Situation für den Klienten? Um eine Antwort aus dem Erleben des Klienten heraus zu entwickeln, exploriert der Therapeut abwechselnd die Auslösesituation und die emotionale Reaktion.

TH.: „*Okay.* (Nicht zu schnell sprechend, um zu signalisieren, dass Zeit da ist, um sich in Ruhe mit dem Thema zu beschäftigen) *Die beiden im Radio scherzen miteinander … haben Spaß …*"

K.: „*Und ich denke, was haben die es gut. Die sind im Kontakt miteinander, interessieren sich füreinander.* (Schluckt) *Die waren so auf einer Wellenlänge,* (schluckt) *die wirkten wie ein eingespieltes Team.*"

TH.: „*Da sind die beiden, die sich richtig gut verstehen, wie ein Team sind. Und Sie schlucken, während Sie das sagen* (Prozessbeobachtung). *Was passiert gerade in Ihnen?*" (fokussierende Frage)

K. (atmet tief durch): „*Ich fühle mich alleine … völlig alleine.*" (schluckt, Augen röten sich)

TH. (mit langsamer, leiser Stimme): „*So völlig alleine.*"

K.: „*Ja, da ist niemand, mit dem ich mich so verstehe. Niemand, mit dem ich … der mit mir Spaß hat. Es ist egal, dass ich da bin. So fühlt sich das an.* (Das primär maladaptive Gefühl des Alleinseins ist aktiviert.)

## Bedeutungsbrücke

Im nun folgenden Schritt expliziert der Therapeut, sollte der Klient es nicht direkt von sich aus tun, den Zusammenhang zwischen der Situation und der emotionalen Reaktion.

TH.: „*Da sitzen Sie also alleine im Auto und zwei Leute sind richtig gut im Kontakt miteinander. Und in Ihnen entsteht das Gefühl, dass es egal ist, dass Sie da sind. Sie fühlen sich völlig alleine. Und das tut weh, das macht Sie traurig.*"

K.: *„Ja, es ist so beides, das Alleine-auf-dem-Weg-Sein, das sich noch schlimmer anfühlt, weil da die beiden so miteinander sind. Ich hätte nicht gedacht, dass eine an und für sich witzige Situation Traurigkeit auslösen kann. Aber irgendwie ergibt das Sinn. Denn wenn ich überlege, dann ist das so eine Gemeinsamkeit, fast immer, wenn ich alleine unterwegs bin und dann um mich herum gut gelaunte Leute oder so Grüppchen sind, dann passiert mir das."*

## Exploration der zugrunde liegenden Schemata

Der Klient spricht von sich aus an, dass er eine Art Muster erkennt. Eine Möglichkeit damit weiterzuarbeiten, ist, danach zu fragen, woher er dieses Gefühl des Alleinseins kennt. Da das Schema aktiviert ist, ist es auch sinnvoll, weitere Facetten (Handlungsimpulse, Annahmen über sich selbst und Beziehungen, Körperempfindungen, Bedürfnisse) empathisch zu explorieren (Abschnitt 10.1.3 und 6.2.5).

TH.: *„Dieses Gefühl, dass es egal ist, dass es Sie gibt, dass Sie ganz alleine sind. Woher kommt das?"*

K.: *„Mir kommen Bilder hoch. Zum Beispiel bin ich mal mit dem Fahrrad gestürzt, mein Knie hat stark geblutet. Die anderen sind einfach weitergefahren, haben gelacht. Und meine Eltern hat es auch nicht gekümmert. Als ich nach Hause kam, saßen die gemütlich beisammen auf dem Sofa, haben ferngesehen und gesagt, ich solle nicht stören. Oder auch …* (schluckt) *wenn ich eine gute Note hatte. Mein Vater hat nur so genervt gesagt: ‚Ja, ja, ist ja gut. Lass' mich in Ruhe weiterlesen'* (weint). *Ich störe doch nur … kein Interesse … ich bin ein Nichts."* (primär maladaptives Schema)

TH.: *„Und da fühlen Sie sich so alleine und so abgewiesen, wie ein Nichts. Was brauchen Sie am meisten?"* (Frage nach dem zentralen Bedürfnis)

## Einen neuen Umgang mit den Schemata finden

Die Explizierung des Zusammenhangs zwischen Situation und Reaktion kann zu einer Erleichterung aufgrund des dadurch gewonnenen Verständnisses für sich führen *(„Ich stelle mich ja gar nicht an. Mein Gefühl macht Sinn.")*. Es gibt verschiedene Möglichkeiten, ab hier weiterzuarbeiten: empathisch bei dem Gefühl des Alleinseins verweilen, nach dem Bedürfnis fragen oder – wenn genügend Zeit ist – einen Leeren-Stuhl-Dialog (Abschnitt 11.2) vorschlagen. Der Klient kann sich nun auf eine konstruktive Weise mit seinem Gefühl des Alleinseins auseinandersetzen.

### 10.3.5 Worauf zu achten ist

Wie bereits geschrieben, besteht der erste mögliche Fehler darin, den Marker für eine problematische Reaktion zu überhören, da die Schilderung des Klienten nicht so wichtig erscheint. Das systematische Erschließen ist dafür konzipiert, die implizite Bedeutung aktivierter Schemata bewusst zu machen. Es ist ungeeignet für die Arbeit mit Verhaltensweisen, die auf Reiz-Reaktions-Konditionierungen beruhen. Der Prozess des systematischen Erschließens erfordert Geduld und die Bereitschaft seitens der Therapeuten, dem Klienten Zeit und Raum zu geben, die implizite Bedeutung des aktivierten Schemas aus seinem Erleben heraus zu erschließen. Ein vorschnelles Deuten verhindert, dass der Klient die Chance zur Förderung seiner Selbstexplorationsfähigkeit sowie seines emotionalen Gewahrseins erhält.

## 10.4 Empathisches Bestätigen bei Vulnerabilität

„Die Zeit heilt keine Wunden."

(Nico Frijda)

Zu den berührenden Momenten in einer Therapie gehört es, wenn Klienten Themen ansprechen, die sie normalerweise vor anderen Menschen verborgen halten; sei es, weil sie Angst vor Beschämung haben oder davor, abgelehnt zu werden. Basierend auf der therapeutischen Beziehung, die den Klienten Vertrauen schöpfen und sich sicher fühlen lässt, kann ein Moment intensiver Verbundenheit und Solidarität mit ihm entstehen. Klienten sind in diesen Momenten sehr verletzlich und brauchen einen präsenten, validierenden Therapeuten. Es ist dann wichtig, ganz bei dem Klienten zu sein und ihn in seiner Verletzlichkeit zu begleiten. An den Gefühlen an sich soll nicht gearbeitet werden; sie sind ein Geschenk, das Beachtung verdient.

### *10.4.1 Das zugrunde liegende Verarbeitungsproblem*

Klienten fühlen sich dann verletzlich, wenn sie davon überzeugt sind, dass andere sie als inakzeptabel, peinlich, unmöglich oder anormal erleben. Aspekte und Gefühle ihres Selbsterlebens, die sie damit verbinden, verleugnen sie vor sich selbst und anderen, oder sie verurteilen sich für ihre

Gefühle. Sie sehen sich sozusagen durch die Brille der anderen. Durch die Verleugnung oder Verzerrung dieses Erlebens wird eine resiliente Selbstorganisation verhindert, da wichtige Emotionen und zentrale Bedürfnisse nicht zugänglich sind.

### 10.4.2 Marker

Als Therapeutin ist es wichtig, aufmerksam zuzuhören und auf Mikromarker zu achten: Verändert sich die Stimme, blickt mein Klient anders, habe ich das Gefühl, dass er etwas mit sich herumträgt? Manchmal kommen Klienten ganz direkt mit dem sie belastenden Thema oder Erleben heraus. Sie haben sich bewusst dafür entschieden: *„Da gibt es etwas, was ich noch niemandem zuvor erzählt habe. Mir fällt das schwer, aber ich habe das Gefühl, dass es an der Zeit dafür ist."*

Klienten werden aber auch während anderer therapeutischer Aufgaben vulnerabel, beispielsweise während einer Leeren-Stuhl-Arbeit oder eines Zwei-Stuhl-Dialogs mit einem kritischen Selbstanteil: *„Das ist so grauenhaft, wie ich mit mir selber umgehe. Wenn ich selber zu mir sage ‚Verreck doch!'* (mit wegbrechender Stimme, in sich zusammengesackt) *So gnadenlos, unerbittlich."*

### 10.4.3 Wobei wir Klienten unterstützen möchten

Wenn ein Klient seine verletzliche, vulnerable Seite zeigt, ist es die therapeutische Aufgabe, ihn empathisch in dem zu bestärken, wie er gerade da ist. Der Klient soll seine Emotionen in allen Facetten erleben und dabei die Wertschätzung und bedingungsfreie Akzeptanz der Therapeutin spüren können. Dies ermöglicht ihm eine korrigierende Beziehungserfahrung: „Ich höre und sehe dich, bin bei dir, akzeptiere und schätze dich so, wie du bist."

Sowohl die Hinwendung zum Kernschmerz, als auch die Validierung durch die Therapeutin fördern die Integration verleugneter Selbstanteile in ein kohärentes Selbstkonzept.

### 10.4.4 Das therapeutische Vorgehen

Zentrale therapeutische Reaktionsweisen sind empathisches Spiegeln und Bestätigen sowie die para- und nonverbalen Folgereaktionen. Es ist ganz wichtig, mit dem Klienten bei seinem Schmerz zu verweilen und nicht in Richtung einer „Stimmungsverbesserung“ auf ihn einzuwirken. Das würde ihn in seiner Überzeugung, in verletzlichen Momenten ganz alleine und unerwünscht zu sein, bestätigen. Vielmehr soll der Klient in seinen Schmerz hineinbegleitet werden. Er soll ihn erlauben, aushalten und akzeptieren lernen und hierüber einen Zugang zu zentralen Bedürfnissen finden, die ihm letztendlich dabei helfen, sich resilient zu organisieren.

Über die para- und nonverbalen Folgereaktionen muss die Therapeutin Präsenz, Wertschätzung und Akzeptanz ausstrahlen und dem Klienten so den sicheren Halt geben, in den Schmerz hineinzugehen. Die Hinwendung und das Erleben der schmerzhaften Gefühle im geschützten Rahmen der therapeutischen Beziehung tragen implizit zur Regulation dieser Gefühle bei.

Wenn Klienten vulnerabel sind, stehen alle anderen therapeutischen Aufgaben zurück. Die Therapeutin passt Stimmlage, Sprechtempo, Mimik und Körperhaltung dem Erleben des Klienten an. Oft halten Klienten ihren Atem an, was den Fluss der Gefühle unterbricht. Deshalb ist es wichtig, hierauf zu achten und gegebenenfalls an das Atmen zu erinnern. Typische Sätze, die gegenüber verletzlichen Klienten geäußert werden, sind, jeweils mit ruhiger, leiser Stimme und nach vorne gebeugter, zugewandter Körperhaltung:

- *„Das tut weh. Das ist gerade ganz schmerzhaft für Sie.“*
- *„Atmen Sie.“*
- *„Da ist all der Schmerz in Ihnen. Weinen Sie. Ich bin bei Ihnen.“*
- *„Das ist gerade ganz schmerzhaft für Sie. Bleiben Sie dabei.“*
- *„Was sagen Ihre Tränen gerade? Können Sie mir davon erzählen?“*

Insgesamt ist es wichtig, ganz dicht an dem zu sein, was der Klient sagt. Am schlimmsten Punkt angelangt, achtet die Therapeutin auf sich abzeichnende Wachstumstendenzen wie das Benennen von Bedürfnissen und hilfreichen Handlungsimpulsen seitens des Klienten. Die im Kernschmerz liegenden adaptiven Informationen können nun utilisiert werden.

TH.: *„Das, was Sie am meisten vermissen, ist jemand, der für Sie da ist, dem gegenüber Sie auch Ihre ängstliche und traurige Seite zeigen können.“*

K. (Stimme wird fester, etwas lauter): *„Ja, es ist so hart, immer alles alleine hinkriegen zu müssen und nach außen so zu tun, als würde ich alles mit einem Lächeln hinbekommen. Ich bin das so leid.“*

### 10.4.5 Zur Selbstreflexion

Die Arbeit mit Klienten, die sich in ihrer Verletzlichkeit zeigen, stellt einen besonderen Moment im therapeutischen Prozess dar. Getragen durch die therapeutische Beziehung, begleitet die Therapeutin den Klienten empathisch validierend in seinen Kernschmerz hinein und durch ihn hindurch. Der Klient kann so bisher vermiedene oder verzerrte Selbstaspekte in sein Bild von sich integrieren und hierüber mehr Kohärenz und Resilienz entwickeln. Vulnerable Klienten brauchen in sich gefestigte Therapeuten, die von einem stabilen eigenen inneren Ort aus empathisch für sie da sein können. Die Ausbildung zum emotionsfokussiert arbeitenden Therapeuten stützt sich auf Lernen durch Selbsterfahrung. Es ist wichtig, eigene Themen bearbeitet zu haben, sich selber als verletzlich erlebt und dabei gespürt zu haben, wie tragend das Angebot des Therapeuten (hier: des Kollegen) ist, empathisch und präsent zur Seite zu stehen:

- *Welche eigenen Verletzungen trage ich in mir, die getriggert werden könnten, sodass ich mehr mit mir als dem Klienten beschäftigt sein werde?*
- *Wie stehe ich selber Emotionen gegenüber?*
- *Schrecken mich Tränen und Verzweiflung?*
- *Habe ich mir selber gegenüber blinde Flecken?*
- *Neige ich dazu, erste kleine Anzeichen von Vulnerabilität zu übersehen oder zu übergehen? Wenn ja, wie kommt es dazu?*

**Zusammenfassung**

Empathische Reaktionsweisen, Focusing und das systematische evokative Erschließen sind wichtige erlebensbezogene Interventionen in der EFT. Sie gestalten und fördern, richtig umgesetzt, einerseits die therapeutische Beziehung, sind andererseits Teil des Methodenrepertoires. Sie helfen Therapeuten dabei, sich in die Erlebenswelt von Klienten hineinzuversetzen, und unterstützen diese wiederum, eine erforschende, auf das emotionale Erleben bezogene Haltung zu entwickeln. Jede dieser Interventionsformen fördert die in der EFT angestrebten emotionalen Verarbeitungsprozesse. Sie spielen aber auch in der Durchführung der Stuhl-Dialoge eine wichtige Rolle, da im Rahmen dieser Aufgaben insbesondere empathische Reaktionsweisen und eine Focusing-Haltung (nicht der gesamte Focusing-Prozess) dabei helfen, die Prozesse der Klienten gut zu erkennen und zu begleiten. Ohne die Kompetenz, sich empathisch, emotionsfokussierend und -evozierend auf Klienten einstimmen und entsprechend handeln zu können, ist die Wahrscheinlichkeit sehr hoch, dass Stuhl-Dialoge, wie ich sie im folgenden Kapitel beschreibe, emotionsleer ablaufen werden.

# 11. Die Arbeit mit Stuhl-Dialogen

„The best way out is always through."

(Robert Frost)

In den folgenden Abschnitten beschreibe ich die Arbeit mit Stühlen. Im therapeutischen Alltag können Stuhl-Dialoge Wendungen nehmen, ins Stocken geraten; manche Klienten brauchen Zeit, das heißt mehrere Sitzungen, um in diese Art der Arbeit hineinzuwachsen. Diese Komplexität, die die Arbeit erst so richtig interessant und herausfordernd macht, lässt sich in einem Einführungsbuch nicht abbilden. Deshalb beschreibe ich auszugsweise markante Stellen im Prozess anhand von Dialogbeispielen, um Ihnen eine Idee vom Vorgehen zu geben. An bestimmten Stellen zeige ich mögliche Verbindungen zwischen den verschiedenen therapeutischen Aufgaben auf.

In der Darstellung der Interventionen verwende ich aus datenschutzrechtlichen und die Privatsphäre der Klienten wahrenden Gründen prototypische und keine individuellen, personenbezogenen Inhalte.

## 11.1 Der Zwei-Stuhl-Dialog: die Arbeit mit konflikthaften Spaltungen am Beispiel selbstkritischer Prozesse

„Und diese ganze schreckliche Veränderung hatte sich nur deshalb mit ihm vollzogen, weil er aufgehört hatte, seiner inneren Stimme zu glauben, und jetzt den anderen glaubte. Er hatte aufgehört, sich selber zu glauben, und begonnen, den anderen zu glauben, weil sonst das Leben zu schwierig wurde. (...) Außerdem war er immer, wenn er seiner inneren Stimme glaubte, dem Tadel anderer ausgesetzt – glaubte er aber den anderen, dann bekam er den Beifall der Menschen um sich herum."

(Lew Tolstoi, *Auferstehung*)

Das symptomatische Erleben unserer Klienten zeigt sich oft in Prozessen, die von Hoffnungslosigkeit, Resignation, Ängsten und Sorgen (sekundäre Emotionen) oder Selbstzweifeln und Selbstkritik (primär maladaptive Emotionen) geprägt sind. Dabei gibt es einen Teil in der Person, der kritisiert oder katastrophisiert, und einen Teil, der emotional mit Selbstzweifeln oder Ängsten darauf reagiert. Letzterer wird in der EFT als das Erlebende Selbst bezeichnet. Wenn in einem Klienten zwei gegensätzliche emotionale Prozesse ablaufen – wobei der kritisierende, angst- oder hoffnungslos machende die Oberhand hat –, sprechen wir von einer konflikthaften Spaltung (conflict split).

In diesem Kapitel werde ich am Beispiel selbstkritischer Prozesse darstellen, wie wir damit arbeiten. Die entsprechende therapeutische Aufgabe bezeichnen wir als Zwei-Stuhl-Dialog.

### 11.1.1 Das zugrunde liegende Verarbeitungsproblem

Konflikthafte Spaltungen resultieren aus einer dysfunktionalen schemabasierten Verarbeitung, die hochautomatisch abläuft. Klienten kommen häufig mit sekundären, symptomatischen Gefühlen in die Therapie. Diese sind Ausdruck einer problematischen Selbst-Selbst-Interaktion in Form von Selbstkritik, katastrophisierenden Gedanken, generalisierten Ängsten und Sorgen oder Resignation. Ein innerer Katastrophisierer spiegelt eine Angst wider, die aus einem Gefühl von Schutz- und Hilflosigkeit (weak me) resultiert; Traurigkeit über das Gefühl, ganz alleine und einsam im Leben zu sein (lonely me), kann sich in einem Gefühl von Hoffnungslosigkeit zeigen.

Selbstkritik ist in der Regel Ausdruck des kognitiven Bewertungsaspektes eines Scham-Schemas (bad me), ein damit zusammenhängender innerer Antreiber lässt sich als Coping-Strategie zur Verhinderung von Beschämung verstehen.

Das grundlegende Problem konflikthafter Spaltungen ist, dass sekundäre Emotionen so präsent und mächtig sind, dass Klienten weder einen Zugang zu ihren maladaptiven Emotionen haben und diese damit auch nicht verändern können noch dass sie ihre adaptiven Gefühle und Bedürfnisse spüren und sie somit nicht für eine resiliente Selbstorganisation utilisieren können.

In ihrer Entstehungsgeschichte spielen familiäre Einflüsse sowie gesellschaftliche und kulturelle Normen eine wichtige Rolle. Diese Werte und Normen können den individuellen Bedürfnissen und Vorlieben widersprechen; sie werden aber übernommen, um Ablehnung, Ausgrenzung oder Kritik und damit Beschämung zu verhindern oder um Anerkennung und Zugehörigkeit zu sichern. Die eigenen Bedürfnisse und Empfindungen sind damit aber nicht einfach verschwunden, sondern werden unterdrückt und aus dem Gewahrsein ausgeschlossen. Ihre Nichtbeachtung kann zu einer generellen Unzufriedenheit, zu Verwirrung, Unentschlossenheit und damit Handlungsunfähigkeit führen.

Im Kontext selbstkritischer Prozesse führt die Nichterfüllung übernommener Standards zu Selbstkritik und -abwertung. So kann sich beispielsweise eine Klientin, die hohe Leistungs- und Erfolgsansprüche von ihren Eltern vorgelebt bekommen und schließlich übernommen hat (Sollensanforderungen), als völlig nichtsnutzig und schlecht fühlen, wenn sie es nicht schafft, ihr Studium mit Bestnoten und ständigem Lernen zu absolvieren. Um diesem Gefühl zu entgehen, wird sie ein bestimmt auch vorhandenes, adaptives Bedürfnis nach Ausgleich und Ruhe ignorieren oder aus ihrem Erleben ausschließen. Sie treibt sich zu ihren Leistungen an: *„Das musst du mit links hinbekommen. Andere schaffen das auch. Die Arbeit geht vor; ausruhen kannst du dich, wenn du was geleistet hast und im Beruf gesettelt bist."* Die mittel- bis langfristig daraus resultierende Überforderung und das Übergehen des Bedürfnisses oder sogar der Notwendigkeit, Pausen einzulegen, können sich auf symptomatischer Ebene in Unkonzentriertheit, Müdigkeit, Gereiztheit oder einer Lustlosigkeit zeigen.

Diese unangenehmen Symptome sind dabei nicht der problematische Prozess, sondern das darunterliegende Gefühl, zu versagen sowie unfähig zu sein und deshalb jederzeit scheitern zu können. Um einer Beschämung zu entgehen, erscheint es der Klientin notwendig, allzeit perfekt und fleißig sein zu müssen. Die Haltung sich selbst gegenüber ist von Geringschätzung geprägt: *„Wenn du es nicht schaffst, konzentriert am Schreibtisch zu sitzen, bist du eine Versagerin. Das zeigt ja wohl deine Unfähigkeit zu intellektuellen Leistungen. Das ist absolut peinlich. Du bist völlig peinlich!"*

> „Besonders wichtig sind bei dieser Art von Funktionsstörung die beiden Gruppen gegeneinanderarbeitender Schemata, von denen eine biologisch adaptive Emotionen und Bedürfnisse repräsentiert und die andere negative Bewertungen und introjizierte Wertvorstellungen birgt, wobei Letztere auf sozialen Normen basieren, die den Gefühlen und Wünschen des Klienten zuwiderlaufen."
>
> (Greenberg, Rice & Elliott 2003, S. 254)

Das als problematisch empfundene Erleben resultiert daraus, dass beide Schemata zur gleichen Zeit aktiviert sind; beide beinhalten Gefühle, Bedürfnisse und Überzeugungen, die in einem Widerspruch zueinander stehen. Die Seite des inneren Kritikers beinhaltet dabei Sollensanforderungen und Selbstkritik, die Seite des Erlebenden Selbst beinhaltet adaptive organismische Bedürfnisse, Wünsche und affektive Reaktionen. Die Unterdrückung adaptiver, den Sollensanforderungen widersprechender Bedürfnisse führt zu Symptomen, die sich dann nach der ICD-10 klassifizieren lassen.

### 11.1.2 Marker

Konflikthafte Spaltungen zeigen sich in Äußerungen der Klientin, die darauf hindeuten, dass zwei Selbstaspekte im Widerspruch miteinander stehen:

- *„Ich würde am Wochenende gerne zur Ruhe kommen, aber mich lässt die Arbeit nicht los.“*
- *„Ich würde gerne die Stelle wechseln, da mir die Arbeit zu eintönig wird, andererseits gibt mir die Routine Sicherheit. Ich weiß, was zu tun ist, und mache keine Fehler.“*

Ganz deutlich werden sie in Selbstaussagen wie:

- *„Ich bin eine völlige Versagerin, ich habe es im Leben zu nichts gebracht.“*
- *„Mein Mann hat schon Recht, wenn er sagt, ich tue zu wenig.“*
- *„Ich würde mich gerne in Seminaren aktiver beteiligen. Aber ich war schon in der Schule schüchtern. Ich traue mich einfach nicht, da ich mich nicht blamieren möchte.“*

### 11.1.3 Wobei wir Klienten unterstützen möchten

Zuerst sollen sich die Klienten darüber bewusst werden, *dass* und *wie* sie sich kritisieren. Sie sollen erleben, wie sie sich depressiv und resigniert machen, wie sie sich in Selbstzweifel stürzen. Dies können abwertende oder antreibende Kognitionen sein, aber auch eine Haltung sich selber gegenüber, die geprägt ist von Verachtung und Missbilligung.

Hierüber führt der Weg zu den darunterliegenden maladaptiven Schemata, dem Kernschmerz. Diesen sollen die Klienten in all seinen Facetten spüren, tolerieren und sich letztendlich dadurch zunutze machen, indem sie die in ihm enthaltenen adaptiven Bedürfnisse erkennen und sich berechtigt fühlen, diese zu äußern. Das Erleben von Bedürfnissen und deren Berechtigung wiederum fördert den Zugang zu adaptiven Emotionen und ermöglicht damit eine resiliente, sich selbst akzeptierende Selbstorganisation.

Beachtenswert ist, dass der selbstkritische Anteil im Verlauf eines Zwei-Stuhl-Dialogs weicher werden kann. Dies bietet die Möglichkeit, in ihm liegende hilfreiche Werte und Standards zu explorieren und in eine adaptive Selbstorganisation zu integrieren. Die beiden zu Beginn konträr zueinander stehenden Selbstanteile integrieren sich zu einem neuen, adaptiven Schema und damit zu einem positiveren, kohärenten Selbstbild.

So könnte die leistungsorientierte Klientin einen Kompromiss mit sich schließen: „*Wenn ich eine Prüfung bestanden habe, gönne ich mir anschließend studierfreie Abende, um etwas Schönes zu unternehmen. Dafür bin ich bereit, mich ins Zeug zu legen, wenn es nötig ist. Aber ich lauge mich nicht mehr aus; das Studium darf mir auch Spaß machen. Schließlich lerne ich dann besser und mehr.*“

## 11.1.4 *Das therapeutische Vorgehen*

### Marker

Wird ein Marker für eine selbstkritische Spaltung deutlich, wird dieser explizit benannt und der Klientin der Zwei-Stuhl-Dialog angeboten. Der Kritiker wird als kritische Seite, Stimme oder kritischer Teil in ihnen bezeichnet, da dies weniger negativ und festlegend klingt. Es geht um die Bearbeitung und Veränderung eines *selbstkritischen Prozesses* und nicht um eine festgefügte Struktur.

K.: „*Am Wochenende war meine Schwester zu Besuch. Sie ist wieder befördert worden. Meine Eltern kennen nur ein Thema: wie toll sie ist. Ich habe mich das ganze Wochenende aufgeregt. Dieses Blabla …*“

Th.: „*Was ist es denn, was Sie so nervt?*“

K. (in klagendem Tonfall, der eine Mischung aus Ärger und Traurigkeit ausdrückt, also eine sekundäre Reaktion ist): „*Ich gebe mir Mühe, eine gute Gastgeberin zu sein. Aber das wird gar nicht gesehen. Immer ist meine Schwester die Tolle, die, die bewundert wird. Ich bin nur das Hausmütterchen.*“

TH.: *„Sie wirken ganz aufgebracht. Was ist für Sie das Schlimmste daran?"*

K.: *„Das Schlimmste? Das Schlimmste ist, dass ich im Laufe der Jahre angefangen habe zu glauben, dass es tatsächlich schlimm ist, keine Karriere gemacht zu haben. Ich hatte nie solche Bestrebungen. Aber das ist das, was in meiner Familie zählt. Und …* (schluckt) *und ich denke eigentlich auch so abwertend über mich, dass ich irgendwie falsch bin, weil ich mit meinem Leben zufrieden bin."*

TH.: *„Was passiert gerade in Ihnen, Sie schlucken?"* (Prozessbeobachtung und Fokussierung auf einen somatischen Marker)

K.: *„Es ärgert mich, aber es bedrückt mich auch, irgendwie habe ich einen Kloß im Hals. Ich fühle mich oft wie getrieben, kann mein Leben nicht genießen, obwohl ich es anders nicht haben möchte."*

TH.: *„Sie scheinen da eine ganz selbstkritische Stimme verinnerlicht zu haben. Die scheint Sie richtig unter Druck zu setzen und lässt Sie sich falsch fühlen. Und das macht Sie dann ganz traurig, dass Sie nicht zufrieden sein dürfen. Ist das so?* (Klientin nickt) *Meine Idee ist, mal die beiden Seiten in Ihnen, diese kritische und die, die sich dadurch getrieben und unzufrieden fühlt, hierher zu holen und in einen Dialog miteinander zu bringen. Sind Sie einverstanden damit?"* (Marker benennen, Rationale geben, Einverständnis der Klientin einholen)

K.: *„Ja, warum nicht."*

## Oppositionsphase

In dieser Phase geht es darum, die konfligierenden Seiten voneinander zu trennen und zu differenzieren, sodass sie miteinander in den Dialog eintreten können. Die Bewertungen, Botschaften und die Haltung der kritischen Seite sollen herausgearbeitet werden.

TH. (stellt einen zweiten Stuhl vor die Klientin und zeigt darauf): *„Kommen Sie mal hier rüber.* (Klientin setzt sich auf den Stuhl) *Seien Sie hier auf dieser Seite der kritische Teil, der Ihnen sagt: ‚Du hast es zu nichts gebracht!' Machen Sie sie unzufrieden. Setzen Sie sie unter Druck."*

K. (überlegt, zögert): *„Hmm. Also … Mal ehrlich, du hast es zu nichts gebracht! Du kannst nichts vorweisen. Wem willst du denn mit selbstgebackenem Kuchen imponieren?!"*

## Kontaktphase und Vertiefen des Prozesses in Richtung primärer Emotionen

Während die Oppositionsphase inhaltlich noch etwas unspezifisch ist, soll die Kritik im Prozess konkretisiert werden, sodass die grundlegende Botschaft hervortritt, so wie: Du bist ein Nichts! Du bist eine Versagerin! Du bist eklig! Du bist das Letzte!

Non- und paraverbale Signale, auf die die Therapeutin aufmerksam machen sollte, vermitteln die affektive Haltung der kritischen Stimme, meistens ist es Verachtung. Die Kritik ist der Stimulus, der das primär maladaptive Schema aktiviert, sodass sich der Verarbeitungsprozess vertieft.

TH.: *„Sagen Sie ihr mal, was an ihrem Leben verkehrt ist, was sie vorweisen müsste.“*

K. (richtet sich im Stuhl auf, harte Stimme): *„Du hättest viel besser in der Schule sein und studieren müssen, am besten mit Doktortitel. Guck dir deine Schwester an! Die geht ganz im Beruf auf, zieht sich immer schick an, fährt tolle Autos, macht tolle Urlaube. Dein Gehalt ist ein schlechter Witz, über den keiner lachen kann. Gibst dich mit einer Teilzeitstelle zufrieden in einem 08/15-Unternehmen, fährst Fahrrad. Das ist ja lächerlich! Du hast es zu nichts gebracht!“* (Wegwerfende Handbewegung, verächtlicher Blick)

TH.: *„Sie schauen sie ganz verächtlich an, wischen sie mit Ihrer Hand beiseite. ‚Du hast es zu nichts gebracht. Du bist lächerlich.‘ Sagen Sie ihr das noch mal, mit all Ihrer Verachtung.“*

K.: *„Du hast es zu nichts gebracht! Du bist lächerlich!“*

Diese Herausarbeitung der spezifischen Kritik und der zugrunde liegenden affektiven Haltung dauert unterschiedlich lange. Mit der empathischen Einstimmung ist aber gut zu merken, wann genug Kritik ausgedrückt wurde. Nun geht es darum, die emotionale Reaktion der Klientin auf Seiten des Erlebenden Selbst ins Erleben und zum Ausdruck zu bringen.

TH.: *„Wechseln Sie mal die Seite.* (Klientin setzt sich auf den anderen Stuhl) *Was passiert in Ihnen, wenn Sie das hören, diese Verachtung: Du hast es zu nichts gebracht. Du bist lächerlich. Nehmen Sie sich Zeit, das auf sich wirken zu lassen.“*

K.: *„Irgendwie klumpt sich mein Magen zusammen, mir wird schwummrig.“*

TH.: *„Bleiben Sie mal mit Ihrer Aufmerksamkeit dabei und geben Sie dem Worte. Ich sehe auch, wie Sie zusammensinken, sich klein machen.“*

(Fokussierung auf den / Symbolisierung des Felt Sense und des Handlungsimpulses)

K.: *„Klein, das ist es. So fühle ich mich, wenn du so mit mir sprichst.* (Mit leiser Stimme, den Blick gesenkt) *Am liebsten würde ich mich ins Bett verkriechen und mir die Decke über den Kopf ziehen. Ich fühle mich gerade ganz leer."* (sekundäre Reaktion)

Th.: *„Sie würden sich am liebsten verkriechen, fühlen sich ganz klein und so leer. Und das tut weh … Was macht das gerade mit Ihnen?"*

K.: *„Es hat keinen Wert, wie ich lebe. Ich würde jetzt am liebsten die Hände in den Schoß legen und mein Leben an mir vorbeiziehen lassen. Ich kann ja nichts mehr nachholen, es hat ja keinen Sinn."*

An den Stellen, an denen Klienten symptomatisch mit Gefühlen der Leere, Resignation, Antriebslosigkeit reagieren, ist der nächste Schritt, genau diesen Prozess ins Erleben zu bringen.

Th.: *„Kommen Sie wieder auf die andere Seite. Nehmen Sie ihr den Antrieb und die Lust, ihr Leben zu leben. Machen Sie, dass sich für sie alles sinnlos anfühlt."*

K.: *„Puh, das ist hart. Okay … Wie mache ich das? Ja, so: Du hast nichts vorzuweisen, dein Leben ist vergeudet und sinnlos, weil du keinen Ehrgeiz hast. Also setz' dich in deinen Ohrensessel, leg' die Hände in den Schoß."*

Th.: *„Leg' die Hände in den Schoß. Dein Leben ist sinnlos und vergeudet."*

K.: *„Ja, egal, was du machst, du bringst da keinen Sinn mehr rein oder irgendetwas, worauf du stolz sein könntest."*

Th.: *„Wechseln Sie wieder die Seite. Wie fühlt sich das für Sie an: Dein Leben ist sinnlos und vergeudet und wird es immer bleiben?"*

K.: *„Ich … ich fühle mich genau so … Ich kann aufgeben.* (Weint) *Du hast so Recht. Ich habe es zu nichts gebracht und werde es auch nicht."* (Sackt weiter in sich zusammen.)

Th.: *„Und das tut weh. Was brauchen Sie von dem kritischen Teil?"*

K.: *„Ich weiß nicht … Hör auf, mir das immer wieder zu sagen, lass mich in Ruhe."*

Die Klientin ist noch nicht am tiefsten Punkt ihres Erlebens angekommen, sondern ist noch auf der sekundären Ebene der Resignation und Antriebslosigkeit. An dieser Stelle ist die Wahrscheinlichkeit hoch, dass die kritische Stimme nicht weicher wird, da das Bedürfnis nicht aus dem Kernschmerz heraus kommt. Dennoch kann die meist schroffe Ablehnung dieses Bedürfnisses den Prozess vertiefen.

TH.: *„Kommen Sie wieder auf die andere Seite. Was sagen Sie dazu, können Sie sie in Ruhe lassen?"*

K. (mit genervtem Tonfall, wegwerfender Handbewegung, Kopfschütteln): *„Oh Mann, das ist doch Jammerei. Du hast nicht das Recht, Ruhe einzufordern. Du leistest nichts. Dein kleines jämmerliches Leben. Du bist es doch gar nicht wert."*

TH.: *„Kommen Sie wieder rüber.* (Zeigt auf den anderen Stuhl, auf den die Klientin wechselt) *Was macht das mit Ihnen: ‚Du bist es doch gar nicht wert!'?"*

K. (vornübergebeugter Kopf, brüchige Stimme): *„Ich fühle mich tatsächlich wertlos. Wenn du so was sagst, mit der Verachtung …* (weint)" (Maladaptives Schema ist aktiviert.)

TH.: *„So wertlos … Erzählen Sie der anderen Seite, wie weh Ihnen das tut. Lassen Sie sie Ihren Schmerz spüren."* (Klientin soll nun ihr Erleben zum Ausdruck bringen.)

K.: *„Es tut mir weh, dass du so abfällig bist und mir sagst, dass es falsch und schlecht ist, wie ich lebe. Ich fühle mich wie ein Nichts, ich schäme mich für meine Lebensart, dass ich andere Ziele und Vorstellungen habe. Wie eine Traumtänzerin, die es nicht wert ist, zufrieden mit sich und der Welt zu sein. Das ist so bitter."*

TH.: *„Aus Ihrem Gefühl heraus: Was brauchen Sie?"*

K. (sitzt aufgerichtet, Stimme ist fester, Blick geradeaus auf den anderen Stuhl gerichtet): *„Halt endlich den Mund! Ich meine das ernst damit, dass du mich in Ruhe lassen sollst. Ich erwarte, dass du respektierst, wie ich lebe. Ich bin nicht meine Schwester."*

An dieser Stelle beginnt die Klientin, sich resilienter zu organisieren. In realen Therapiesituationen erfordert es natürlich meistens mehrere Stuhlwechsel, um zu diesem Punkt zu kommen.

Es könnte auch passieren, dass sie auf die Frage nach ihrem Bedürfnis mit einer Selbstunterbrechung reagiert: *„Ich weiß nicht. Ich werde wieder ganz leer."* Im Abschnitt 11.3 knüpfe ich daran an.

## Integrationsphase

Nun beginnt der Prozess des Aushandelns. Wenn die Klientin ihr Bedürfnis mit einem Gefühl der Berechtigung vertritt, ist damit zu rechnen, dass die kritische Seite weicher wird und Verständnis oder Entgegenkommen äußert. Damit beginnt der Prozess der Integration beider Teile; die Klientin kann darüber verhandeln, wie sie ihre Bedürfnisse mit den Werten und Standards verbinden kann. Vom Ablauf her wechselt die Klientin wieder jeweils die Stühle, um sich in die beiden Teile zu versetzen und aus diesem Erleben heraus zu sprechen. Auf der kritischen Seite kann sie ein adaptives Mitgefühl für sich entwickeln: *„Es tut mir leid, dich so zu sehen. Ich möchte nicht, dass du dich wertlos und wie ein Nichts fühlst. Du sollst dich deiner nicht schämen."* Auf der Seite des Erlebenden Selbst kann ein adaptiver, selbstbehauptender Ärger oder der Stolz auf sich wachsen: *„Es ist nicht okay, mich so abzuwerten. Ich verdiene Respekt, immerhin schaffe ich eine ganze Menge verschiedener Dinge. Und überhaupt, Geld, Arbeit und Prestige sind nicht alles. Zumindest nicht in meinem Leben."*

Bleibt der kritische Teil hart, steckt oft Angst dahinter. Wie in Abschnitt 11.1.1 beschrieben, dienen die übernommenen Werte und Standards, die der Kritik zugrunde liegen, der Verhinderung von Ausgrenzung und Beschämung; der selbstkritische Umgang mit sich hat eine Schutzfunktion, die es zu würdigen gilt. Hier kann der Weg zu einem Unfinished Business mit den Eltern abzweigen, von denen sich die Klientin Wertschätzung und nicht an Bedingungen geknüpfte Zuneigung wünscht.

Der Prozess ist dann abgeschlossen, wenn es sich für die Klientin stimmig anfühlt und beide Teile sich konstruktiv angenähert haben und kaum noch voneinander zu unterscheiden sind. Die Reflexion hierüber kann mit den Fragen danach, wie es der Klientin nun damit geht, wie die Sitzung für sie war oder wo sie gerade mit ihrem Ausgangsthema ist, eingeleitet werden. Hierfür sollten mindestens fünf Minuten Zeit sein.

### Besonderheiten: der Coach-Kritiker und der projizierte Kritiker

#### *Der Coach-Kritiker*

Es ist wichtig, darauf zu achten, wofür sich eine Klientin kritisiert. Wenn sie sich für ihre Symptomatik abwertet, also beispielsweise depressiv zu sein, führt dies den Zwei-Stuhl-Dialog in eine Sackgasse. Überspitzt formuliert klingt das dann so:

**Coach-Kritiker:** *„Sei nicht so depressiv!"*
**Erlebendes Selbst:** *„Das will ich ja auch gar nicht sein."*
**Coach-Kritiker:** *„Also sei nicht so depressiv!"* Usw.

Beide Seiten sind sich einig darüber, dass die Depression aufhören soll, und die Klientin wird immer hilf- und hoffnungsloser: „*Aber was soll ich denn tun? Ich fühle mich so gefangen in der Depression.*"

Der Coach-Kritiker treibt die Klientin an und kann dadurch auf den ersten Blick hilfreich wirken: „*Sei lustiger, mutiger, kommunikativer, motivierter, als du bist.*"

Das ist aber nicht das eigentliche Problem. Der relevante Prozess ist, *wie* sich die Klientin depressiv, ängstlich, zurückhaltend, antriebslos macht. Um etwas gegen die Depression tun zu können, ist es wichtig, dass sie die entsprechenden inneren Prozesse erkennt und erlebt, sodass sie schließlich bei ihrem Kernschmerz, beispielsweise dem Gefühl, nie gut genug zu sein, ankommt, um diesen verändern zu können.

Statt eine Klientin sich wie ein Coach selber anfeuern zu lassen im Sinne von: „*Sei nicht so faul und lustlos! Steh in der Früh auf und erledige deine Aufgaben sofort! Du musst fleißiger sein!*", ist es wichtig, herauszuarbeiten, wie sie sich als Kritikerin vom Arbeiten abhält:

TH.: „*Sie werfen ihr vor, faul zu sein, und treiben sie an, ihre Aufgaben zu erledigen. Aber das klappt irgendwie nicht. Das Interessante ist, wie das passiert. Machen Sie das mal: Wie halten Sie sie im Bett? Halten Sie sie vom Arbeiten ab.*"

K.: „*Bleib bloß im Bett liegen und rühr dich nicht. Du bist eh zu dumm und zu langsam, um all die Aufgaben zu schaffen. Das ist zu hoch und zu anstrengend für dich. Das schaffst du nie.*"

## Der Projizierte Kritiker

Manchen Klienten ist zunächst nicht bewusst, dass sie es selber sind, die kritisch mit sich umgehen. Vielmehr sind sie überzeugt davon, dass andere sie ablehnen und in Frage stellen. Sie projizieren ihre Selbstkritik auf andere Personen. Hier ist es möglich, diese Personen auf den Stuhl des Kritikers zu setzen:

K.: „*Meine Mitschüler lachen über mich. Ich sehe das ganz genau in deren Augen, wenn ich vorne stehe und ein Referat halte. Besonders unsere Klassenbeste. Die hat was gegen mich.*"

TH.: *„Kommen Sie mal bitte hier auf die andere Seite. Seien Sie mal diese Klassenbeste. Und da drüben stehen Sie und halten Ihr Referat. Zeigen Sie mal, was Sie von ihm halten."*

K.: *„Du bist doch zu blöd, um Krankenpfleger zu werden. Meinst wohl, nur weil du ein Mann bist, hättest du Chancen auf eine Stelle. Du kapierst den Stoff doch gar nicht. Was du da von dir gibst, ist so schlecht."*

Erkennt der Klient im Verlauf, dass er es selber ist, der so abwertend von sich denkt, ist folgende Formulierung hilfreich:

TH.: *„Das hört sich so an, als ob das, was die Mitschülerin über Sie sagt, in Ihnen einen Nerv trifft, als würde es eine Stimme in Ihnen geben, die ihr Recht gibt. Können Sie mal diese Stimme sein? Geben Sie sich selber das Gefühl, unfähig zu sein."*

Hiermit wird die angestrebte Bewusstheit über sowie die Agency des Klienten für seine inneren Prozesse gefördert: *„Ich gehe so abwertend mit mir um. Das passiert in mir."*

### 11.1.5 Worauf zu achten ist

Es ist ganz wichtig, die Stühle einander gegenüberstehend aufzustellen (ohne dazwischenstehenden Tisch, wie es bei vielen Verhaltenstherapeuten üblich ist) und als Therapeutin im gleichen Abstand zu beiden zu sitzen. Damit soll signalisiert werden, dass sie allparteilich ist, denn im kritischen Teil sind in der Regel Werte und Normen enthalten, die für die Klientin hilfreich und bedeutsam sein können.

Ebenso wichtig ist, darauf zu achten, den Dialog zwischen den beiden Selbstanteilen aufrechtzuerhalten, sollte die Klientin immer wieder aus dem Kontakt gehen und stattdessen mit der Therapeutin sprechen. Die Therapeutin sollte kurz die Klientin anschauen, dann den Blick zum gerade leeren Stuhl richten und sagen: *„Sprechen Sie die andere Seite an. Sagen Sie es ihr direkt, wie Sie sich fühlen."*

Der Zwei-Stuhl-Dialog soll kein inhaltlicher Schlagabtausch von Argumenten werden, da dies den Klienten keinen Erkenntnisgewinn bringt, weder kognitiv noch emotional: Ruminieren können sie auch ohne uns. Im schlechtesten Fall paralysiert und verwirrt dies darüber hinaus die Therapeuten.

Es ist hilfreich, das Tempo aus dem Prozess zu nehmen; insbesondere nach dem Wechsel auf die Seite des Erlebenden Selbst:

TH.: *„Was passiert in Ihnen, wenn Sie hören: ‚Du kapierst ja gar nichts, du bist zu blöd?' Nehmen Sie sich ruhig Zeit, das auf sich wirken zu lassen."*

Eine weitere Möglichkeit ist es, auf den non- und paraverbalen Ausdruck von Gefühlen zu achten und diese Beobachtungen den Klienten zur Verfügung zu stellen. Fokussierende Fragen mit angepasster Stimme können die Aufmerksamkeit der Klienten auf ihr inneres Erleben lenken:

TH.: *„Sie schlucken gerade. Und ich sehe, wie Tränen kommen. Was passiert gerade in Ihnen?* (langsame, leise Stimme) *Können Sie mir von Ihren Tränen erzählen?"*

## Kontraindikationen

Der Zwei-Stuhl-Dialog zu selbstkritischen Prozessen ist nicht geeignet für Klienten, die keine Eigenempathie und kein Selbstmitgefühl zeigen. Auch wenn der Kritiker ein Täterintrojekt ist und nicht auf durchaus hilfreichen Werten und Standards beruht, ist der Zwei-Stuhl-Dialog kontraindiziert. Täterintrojekt heißt, dass Klienten die vernichtende, aggressive Abwertung der Täter verinnerlicht haben. In diesen Fällen ist es absehbar, dass der selbstkritische Anteil im Verlauf des Dialogs nicht weicher werden wird; es wird nicht zu einer Integration der Selbstanteile oder einer Selbstbekräftigung kommen. Stattdessen werden die Klienten eine nicht hilfreiche schmerzhafte Invalidierung erleben, die ihnen erspart bleiben muss.

Diese Klienten brauchen zunächst eine empathische Validierung und Stärkung durch die therapeutische Beziehung. Auch Selbstberuhigungs- bzw. Selbsttröstungsdialoge können hilfreich sein (siehe Abschnitt 11.4). Im Falle eines Täterintrojekts kann ein Leerer-Stuhl-Dialog durchgeführt werden, um Klienten darin zu unterstützen, sich von den verinnerlichten, regelrecht vernichtend wirkenden Äußerungen und Handlungen der Täter abzugrenzen.

## 11.2 Der Leere-Stuhl-Dialog: die Arbeit mit unabgeschlossenen Themen (Unfinished Business)

„Sein Vater war auf seine Hilfe angewiesen, und Walter gewährte sie ihm in der beständigen Hoffnung, seine Anerkennung zu erlangen, die ihm jedoch, so Walters Freundinnen, verwehrt bleiben würde, weil er zu sensibel und zu gebildet war und sich (anders als seine Brüder) nicht genügend für Jagden, Trucks und Bier begeisterte."

(Jonathan Franzen, *Freiheit*)

Klienten fühlen sich oft dadurch belastet, dass sie mit lebensgeschichtlich bedeutsamen Personen offene, nicht geklärte, emotional besetzte Themen haben, die sich auf ihr gegenwärtiges Leben negativ auswirken:

- *„Ich konnte es meinen Eltern nie recht machen. Ich enttäusche sie, und sie lassen es mich seit meiner Jugend spüren. Keine Chance."*
- *„Wenn ich ein paar Minuten zu spät nach Hause kam, gab es Stubenarrest. War der vorbei, wurde mit mir nicht geredet, es wurde einfach weitergemacht. Ich wusste nie, ob es wieder gut ist. Ich fühle mich auch heute noch sehr unwohl, wenn sich ein Konflikt anbahnt. Ich tue alles, um Harmonie herzustellen."*
- *„Meine Mutter hat mir vor fünfzehn Jahren an den Kopf geknallt, dass ich ein Unfall war, der ihr Leben ruiniert hat. Das sitzt wie ein riesiger Stachel. Ich habe andauernd das Gefühl, andere Menschen mit meiner Existenz zu belasten."*

Es ist möglich, dass Klienten traurig oder ärgerlich werden, wenn sie über diese Erfahrungen sprechen. Genauso können sie über diese Verletzungen grundlegender Beziehungsbedürfnisse in einem sarkastischen und abgeklärten Tonfall reden, aber auch resigniert oder grollend.

### 11.2.1 *Das zugrunde liegende Verarbeitungsproblem*

„Besonders wichtig sind die unabgeschlossenen Erlebnisse, die sich im Laufe der Zeit in unseren Beziehungen zu Menschen, die bei entscheidenden Entwicklungsaufgaben für uns wichtig waren, aufhäufen – Aufgaben wie die Entwicklung von Vertrauen, Selbständigkeit, Kompetenz, Identität, Fähigkeit zu Intimität und Generativität. Unabgeschlossene Prozesse dieser Art entstehen im Bereich der interpersonellen Beziehungen zu Eltern, Geschwis-

> tern, Geliebten, Ehepartnern oder Freunden oder zwischen Menschen, die sich in einer intensiven oder langfristigen, für ihr Wohlbehagen wichtigen Beziehung befinden."
>
> (Greenberg, Rice & Elliott 2003, S. 318)

Die Verletzungen der Kindheit und Jugend haben unverarbeitete, immer wieder schmerzende Wunden hinterlassen, die die Zeit nicht geheilt hat. Die Frustration wichtiger Beziehungsbedürfnisse, die für eine gesunde Entwicklung bedeutsam sind, in Form von Small-t- oder Big-T-Traumata, bildet sich zum einen in maladaptiven, dysfunktionalen emotionalen Schemata ab (Abschnitt 2.3.2). Die Invalidierung oder das Ignorieren von Gefühlen und Bedürfnissen führte zum anderen dazu, dass eine an sich adaptive Traurigkeit oder ein selbstbehauptender Ärger nicht zum Ausdruck gebracht wurden. Diese Gefühle und Bedürfnisse zu unterdrücken, war lebensgeschichtlich eine Art psychische Überlebensstrategie, die vor Ablehnung, Beschämung, Verlassenwerden oder Bestrafung schützte. Dies verhinderte allerdings die Entwicklung eines kohärenten Selbstkonzeptes. Gefühle und Bedürfnisse wurden und werden verzerrt oder gar nicht mehr wahrgenommen, womit auch die schemagebundenen Bedürfnisse in ihrer Handlungstendenz ungelebt bleiben. Damit sind sie aber nicht einfach verschwunden, sondern behalten ihre Wichtigkeit und motivationale Kraft:

- *„Ich kann nicht aufhören, der Zuneigung meiner Eltern hinterherzulaufen."*
- *„Wenn meine Eltern nur einmal sagen würden, dass sie stolz auf mich sind."*
- *„Ich bin immer für meine Geschwister da. Die brauchen noch nicht mal um Hilfe zu bitten, ich helfe von mir aus. Von denen kommt aber nichts zurück."*

Die Bedürfnisse richten sich nach wie vor an die lebensgeschichtlich bedeutsamen bedürfnisfrustrierenden Bindungspersonen. Die Gefühle bleiben eine „offene Gestalt" (Perls), ein Unfinished Business. So wird ein adaptiver Trauerprozess verhindert, der dabei hilft, unerfüllte Bedürfnisse loszulassen und sich im Leben neu zu orientieren.

Die maladaptiven, schmerzhaften Gefühle wie Angst, Scham, Traurigkeit über Einsamkeit und Verlassenheit werden oft nicht bewusst erlebt und in einem konstruktiven, adaptiven Sinne „ausgelebt", sondern sind häufig unter sekundären Gefühlen des Grolls und der Hoffnungslosigkeit verborgen. Auch dies verhindert eine förderliche Verarbeitung des erlittenen Schmerzes und Unrechts. Klienten sind sich oftmals ihrer Bedürfnisse nicht mehr bewusst, oder sie verleugnen diese, da sie sich nicht berechtigt fühlen, so zu fühlen, und insofern davon ausgehen, dass sie sowieso nicht erfüllt werden: *„Was nutzt es mir, jemandem zu zeigen, dass ich traurig bin. Mich tröstet sowieso niemand. Ich mache mich nur angreifbar."*

Klienten leben „an sich selber vorbei" und entwickeln keine gesunde Identität, die ein Erleben von Selbstwirksamkeit sowie Selbstwert umfasst. Von gegenseitigem Vertrauen und Reziprozität geprägte Beziehungen zu leben fällt ihnen schwer.

Die Schemata, die aus den unerfüllten Bedürfnissen und Gefühlen der Vergangenheit entstanden sind, binden sich an Personen, mit denen in der Gegenwart der Erfahrungsraum geteilt wird. Das können die Eltern sein, von denen sich ein Klient endlich Liebe und Anerkennung wünscht, oder neuere Beziehungspartner, die diese Bedürfnisse absolut und vollständig erfüllen sollen, was unweigerlich zu Konflikten und Frustrationen führt. Die Schemata werden durch aktuelle Beziehungs- oder Lebenserfahrungen hochautomatisch und schnell aktiviert und führen zu emotionalem Leiden.

Auch aktuelle Erfahrungen wie der Tod eines Partners, eine Trennung oder Konflikte können zu unabgeschlossenen emotionalen Prozessen führen, wenn die damit verbundenen Gefühle, Bedürfnisse und Handlungstendenzen unterdrückt werden:

- *„Ich denke so oft daran, meinen Koffer zu packen und zu gehen. Aber ich möchte nicht über meine Ehe sprechen. Das führt ja zu nichts. Ich mach' halt das Beste draus, ignoriere meinen Mann weitestgehend, das lässt sich aushalten. Wenn nur dieses ständige Herzrasen nicht wäre."*
- *„Ich darf gar nicht über meine Mutter sprechen, die letztes Jahr gestorben ist. Ich muss dann nur weinen. Das geht nicht. Ich muss doch für meine Familie stark sein. Das sagen alle. Die finden sowieso, dass ich viel zu gereizt und lustlos bin."*

### 11.2.2 Marker

In den vorhergehenden Absätzen habe ich bereits einige konkrete inhaltliche Beispiele formuliert. Eliott et al. (2008) benennen vier allgemeine Marker für das Unfinished Business:

1. Klienten erleben überdauernde, festgefahrene Gefühle wie Angst, Scham, Wut oder Verletzung, also primär maladaptive Emotionen,
2. diese Gefühle beziehen sich auf lebensgeschichtlich wichtige Bezugspersonen,
3. die Gefühle werden gegenwärtig im Hier und Jetzt der Therapie erlebt,
4. diese Gefühle werden allerdings nicht oder nur unvollständig zum Ausdruck gebracht.

Es kann durchaus vorkommen, dass Klienten über vergangene schwierige Lebenserfahrungen mit bedeutsamen Bindungspersonen sprechen, sich dabei aber nicht mehr belastet fühlen. Im Verlauf einer solchen Schilderung sollten Klienten dennoch gefragt werden, was sie jetzt gerade fühlen, während sie davon erzählen, um sichergehen zu können, dass sie mit diesen Erfahrungen tatsächlich abgeschlossen haben.

Wie bereits beschrieben, können Klienten auf die belastenden primär maladaptiven Emotionen sekundäre Emotionen entwickeln, sodass im therapeutischen Kontakt ein anklagender Ärger, Groll, Jammern, Resignation, Hoffnungslosigkeit oder eine innere Leere dominieren.

### 11.2.3 Wobei wir Klienten unterstützen möchten

Es geht darum, dass Klienten ein Gefühl der Berechtigung entwickeln, ihre Beziehungsbedürfnisse zu haben und diese auch zu äußern. Des Weiteren sollen sie darin unterstützt werden, unerfüllbare Bedürfnisse loszulassen und sich in ihrem Leben neu zu orientieren. Der Weg dorthin führt darüber, primär adaptive Emotionen wie Traurigkeit, Mitgefühl für sich selbst und selbstbehauptenden Ärger zugänglich zu machen. Diese können für die Transformation maladaptiver Emotionen utilisiert werden. Blockierte, unter sekundären Gefühlen liegende primäre Emotionen sollen auch deswegen aktiviert und zum Ausdruck gebracht (symbolisiert) werden, damit Klienten lernen, diese zu akzeptieren und auszuhalten.

In der Leeren-Stuhl-Arbeit entwickeln Klienten eine neue Sicht auf sich und die Bindungsperson/-en, damit ändert sich auch ihr Selbst-Narrativ.

Das Gefühl, ein nicht liebenswerter Junge zu sein und bösartige Eltern zu haben, kann sich dahingehend ändern, sich selbst als wertvollen Menschen zu erleben. Die Eltern hingegen können als schwach oder überfordert gesehen werden. Genauso besteht die Möglichkeit, die Eltern in die Verantwortung zu nehmen: *„Ich war ein Kind. Jedes Kind, also auch ich, verdient es, geliebt und geschützt zu werden. Ihr wart diejenigen, die mir das nicht geben konnten, ich war und bin in Ordnung."*

## 11.2.4 Das therapeutische Vorgehen

In der Arbeit mit dem Unfinished Business bleibt der zweite Stuhl überwiegend leer, weshalb diese Aufgabe Leerer-Stuhl-Dialog genannt wird. Es gibt zwei Stellen im Prozess, an denen der Klient auf die andere Seite wechseln soll:

1. um die Bindungsperson als bedürfnisfrustrierenden Interaktionspartner darzustellen und hierüber die maladaptiven Schemata zu aktivieren,
2. um zu prüfen, ob die Bindungsperson weicher wird, ein Mitgefühl für den Klienten entwickeln und dessen unbefriedigte Bedürfnisse validieren kann.

In diesem Abschnitt beschreibe ich den Anfang einer Leeren-Stuhl-Arbeit, um einen Eindruck davon zu vermitteln. Im Vergleich zum Zwei-Stuhl-Dialog, in dem es um die Veränderung identitätsbezogener Schwierigkeiten geht, liegt der Fokus beim Leeren-Stuhl-Dialog auf bindungsbezogenen Bedürfnissen, die sich an wichtige Beziehungspartner richten. Die Auflösung dieses Prozesses kann sehr komplex sein und deren Beschreibung würde den Rahmen dieses Buches sprengen.

### Marker

Wenn in der Sitzung ein Marker für ein Unfinished Business auftaucht, ist der erste Schritt, diesen explizit zu machen und daraufhin die Leere-Stuhl-Arbeit als hilfreichen Weg zur Bearbeitung vorzuschlagen. In diesem Dialog knüpfe ich an das Beispiel für das systematische evokative Erschließen an.

K.: *„Die letzte Sitzung hat mich noch sehr beschäftigt. Ich hänge an der Situation, als mein Vater mich abgewiesen hat, als ich ihm die gute Note* *zeigen wollte. Mir sind aber noch andere Erlebnisse in der Richtung eingefallen.*"

Th.: „*Das hat also richtig was in Gang gesetzt in Ihnen. Erzählen Sie mir davon.*"

Der Klient schildert einige Situationen, auch aktuelle, in denen ihm insbesondere sein Vater das Gefühl vermittelt hat, egal zu sein. Auch dass er sich im Kindergarten und der Schule nie so ganz zugehörig fühlte. Erst als Erwachsener habe er „richtige" Freunde gefunden und im Beruf das Gefühl entwickelt, Teil eines Teams zu sein.

Th.: „*Was passiert in Ihnen, während Sie davon erzählen?* (fokussierende Frage)

K.: „*Ich fühle mich hoffnungslos* (zuckt mit den Schultern, sekundäre Hoffnungslosigkeit). *Aber was soll's? Meine Freunde und die Kollegen schätzen mich. Das zählt doch wohl auch* (Stimme wird brüchig, Augen röten sich und werden feucht)."

Th.: „*Und da kommen Ihre Tränen* (fokussiert empathisch auf das schmerzhafte Erleben). *Es tut so weh, nicht die Zuneigung von Ihrem Vater zu bekommen. Auch wenn Sie von anderen Menschen gemocht werden, haben Sie das Gefühl, ganz alleine zu sein, dass es egal ist, dass es Sie gibt. Um dieses alte Gefühl zu verändern, möchte ich Ihnen vorschlagen, dass wir Ihren Vater hierher holen und Sie ihm gegenüber ausdrücken, wie Sie sich fühlen. Wäre es für Sie in Ordnung, ihn hierher, auf diesen Stuhl, zu holen?*" (Schlägt anhand der Benennung des Markers die Aufgabe vor und holt das Einverständnis des Klienten ein.)

K.: „*Ja, das können wir machen, auch wenn das bestimmt komisch ist und ich nicht weiß, ob ich das alles richtig mache.*"

Th.: „*Ja, das kann schon merkwürdig sein am Anfang. Aber ich werde Sie begleiten und unterstützen. Sie können nichts falsch machen.*"

## Die Phase der Aktivierung

Sodann wird ein (leerer) Stuhl dem Klienten gegenüber hingestellt. Er soll sich dort seinen Vater vorstellen und ein Gefühl dazu in sich entstehen lassen. In dieser Phase geht es darum, dass der Klient die Präsenz seines Vaters spürt, sodass das maladaptive Schema in all seinen Facetten aktiviert wird. Hierbei ist es wichtig, ihn anzuleiten, aus seinem inneren Erleben heraus zu sprechen. Der Therapeut muss darauf achten, mit welchem Emotionstypen der Klient reagiert und gegebenenfalls den emotionalen Verarbeitungsprozess vertiefen.

TH.: *„Ich möchte Sie bitten, sich Ihren Vater auf diesem Stuhl vorzustellen. Und zwar als der Vater, der Ihnen keine Zuneigung schenkt, der Sie ignoriert. Nehmen Sie sich ruhig Zeit dafür.“*

K. (schaut den leeren Stuhl an, nimmt sich Zeit): *„Hm, ja, so allmählich. Er trägt immer Strickjacken, er schaut so von oben herab über die Zeitung hinweg, schüttelt langsam den Kopf, runzelt die Stirn und guckt dann weg. Puh* (schluckt, sinkt etwas zusammen).“

TH. (mit ruhiger Stimmlage): *„Was passiert gerade in Ihnen, was fühlen Sie?“*

K.: *„Hu* (atmet tief durch, gerötete Augen). *Das ist so, wie im Regen stehen gelassen zu werden. Ich komme an ihn nicht ran. Ich bin ihm egal. Ich bin alleine* (maladaptives Schema ist aktiviert).“

TH.: *„Sprechen Sie ihn direkt an. ‚Ich komme an dich nicht ran. Ich bin dir egal.‘“* (Hierüber stellt der Therapeut Kontakt zwischen den beiden Seiten her, die direkte Ansprache wirkt auch emotionsevozierend und vertiefend. Ebenfalls aktivierend wirkt es, den Klienten zu bitten, der Junge von damals zu sein und als dieser jetzt mit seinem Vater zu sprechen.)

K.: *„Du denkst immer nur an dich!* (Mit wütender, dabei jammernd klingender Stimme, was auf eine sekundäre Reaktion weist) *Warum ist dir die Zeitung wichtiger? Warum bin ich dir so egal? Am besten geht jeder seinen Weg! Ich will …“* (Beginnt zu weinen.)

TH.: (mit leiser Stimme, zum Klienten gebeugt) *„Wie im Regen stehen gelassen werden … So alleine und unwichtig … Erzählen Sie Ihrem Vater davon, wie das für Sie ist, sich so zu fühlen. Geben Sie Ihren Tränen Worte.“* (Fokussierung auf das primär maladaptive Schema)

## Die Phase des Ausdrucks

In dieser Phase soll der Klient darin unterstützt werden, seine primären Emotionen vollständig zum Ausdruck zu bringen und sie zu differenzieren.

K.: *„Er konnte es noch nie leiden, wenn Männer weinen. Es fällt mir schwer, ihm von meiner Traurigkeit zu erzählen.“*

TH.: *„Ja, das ist nicht einfach. Sagen Sie ihm, dass es für Sie schwer ist, ihm von Ihrem Gefühl des Alleineseins zu erzählen. Sprechen Sie ihn direkt an. Da sitzt er hinter seiner Zeitung, runzelt die Stirn und schaut wieder weg.“* (Therapeut geht empathisch mit dem Klienten mit, bleibt aber bei der Aufgabe. Hier könnte es auch passieren, dass der Klient sich hart unterbricht, sodass zunächst mit der Selbstunterbrechung gearbeitet werden müsste.)

K. (atmet durch): „*Du … du lehnst mich ab* (schluckt). *Du wirst mich jetzt für eine Memme halten. Deshalb fällt es mir unendlich schwer, mit dir zu sprechen. Aber das ist genau das, was mich verzweifeln lässt* (weint). *Ich fühle mich zurückgewiesen und alleine, wie ein Nichts.*" (Das primär maladaptive Schema ist aktiviert.) *Als es dir egal war, dass ich endlich mal in Mathe eine Eins geschrieben habe, als ich mir das Knie aufgeschlagen habe. Du warst nicht da.*"

Th.: „*So abgewiesen und alleine, wie ein Nichts. Was brauchen Sie von Ihrem Vater?*"

K.: „*Ich hätte dich gebraucht, zum Mitfreuen, zum Trösten. Ich möchte, dass du mich wahrnimmst. Ich wünsche mir Zuneigung von dir.*"

Wenn der Klient aus seinem tiefsten Schmerz heraus sein Bedürfnis geäußert hat, soll er die Seite wechseln und als sein Vater zu sich sprechen. Es gibt unterschiedliche Reaktionsmöglichkeiten: Der Vater kann Mitgefühl entwickeln, sodass beide in einen Dialog treten, der ein Verständnis füreinander fördert. Oder er bleibt hart, sodass der Klient dabei unterstützt werden muss, sich von ihm abzugrenzen, quasi die Macht über sich bricht und sein an ihn gerichtetes Bedürfnis loslässt: „*Ich habe ein Recht auf Zuneigung und Liebe. Aber ich bekomme es nicht von dir. Bevor ich noch Jahre meines Lebens verschwende, deiner Liebe hinterherzujagen, konzentriere ich mich auf die Menschen, die mir jetzt etwas bedeuten und denen ich auch wichtig bin.*"

So oder so wird angestrebt, dass der Klient eine neue Repräsentation von seinem Vater entwickelt, beispielsweise als jemand, der gerne anders gehandelt hätte, es aber aufgrund der eigenen Sozialisation nicht konnte: „*Es tut mir leid. Du bedeutest mir viel. Aber ich wusste nicht, wie ich es dir hätte zeigen können. Du hättest es verdient, meine Zuneigung spüren zu können.*" Oder indem der Vater zur Verantwortung gezogen wird und damit das Selbsterleben des Klienten gestärkt wird: „*Du bist deiner Verantwortung nicht gerecht geworden. Nicht ich war falsch. Ich hätte wie jedes Kind Liebe verdient. Du hast versagt als Vater.*"

Auch die Leere-Stuhl-Arbeit wird mit einer Reflexion abgeschlossen. Es ist wichtig, dass der Klient dabei wieder auf seinem Stuhl sitzt. Der Therapeut gibt ihm die Möglichkeit, abschließende Worte zu sagen, würdigt die Gefühle und Bedürfnisse, insbesondere die Trauer darüber, sie nicht erfüllt bekommen zu haben, wenn der Prozess noch nicht vollständig abgeschlossen werden konnte.

### 11.2.5 Worauf zu achten ist

Der Klient soll sich die bedeutende Bezugsperson so „plastisch" wie möglich vorstellen: Wie sieht sie aus bezogen auf die Körperhaltung, Kleidung, Frisur, Mimik und Gestik. Wie alt ist sie? Die lebendige Vorstellung soll das zugehörige maladaptive emotionale Schema aktivieren. Mit Vorstellung ist nicht nur ein visuelles Bild, sondern auch ein Gefühl gemeint. Das bedeutet, dass sich Klienten nicht anstrengen müssen, das Gegenüber zu visualisieren, wenn ihnen Imaginationen schwerfallen. Es geht darum, ein Gefühl entstehen zu lassen, und das gelingt auch darüber, sich an biografische Episoden, Bemerkungen, den typischen Tonfall oder dergleichen zu erinnern.

Häufig klagen Klienten ihr Gegenüber mit „Warum-Fragen" an. Dies verhindert eine produktive Verarbeitung und wird lediglich zu einem Schlagabtausch der Vorwürfe und Argumente führen. Hier ist es wichtig, die Klienten empathisch dahin zu führen, ihre Gefühle, die sie jetzt im Augenblick spüren, zum Ausdruck zu bringen: *„Sie fragen Ihren Vater, warum er Sie nie gelobt hat. Warum ihm seine Arbeit immer wichtiger war, als Zeit mit Ihnen zu verbringen. Sie müssen sich so abgewiesen, so wertlos gefühlt haben. Können Sie Ihrem Vater davon erzählen, wie sich das für Sie anfühlt?"*

Klienten fühlen sich im gegenwärtigen Moment verlassen, ungeliebt, abgewertet, was zu ihren aktuellen Schwierigkeiten führt. Da es in der Leeren-Stuhl-Arbeit in der Regel um die Verarbeitung vergangener Beziehungserfahrungen geht, ist es wichtig, darauf zu achten, dass Klienten nicht über *vergangene* Gefühle sprechen. Es ist darauf zu achten, sie danach zu fragen, wie es ihnen *jetzt gerade* geht, welche Gefühle im Moment der Stuhlarbeit aufkommen.

Das Ziel der Leeren-Stuhl-Arbeit ist die Veränderung der inneren Repräsentation der betreffenden Bindungspersonen und keine Vorbereitung für ein tatsächliches Gespräch mit ihnen. Sie ist kein Rollenspiel im Sinne eines Assertiveness- oder Sozialen-Kompetenz-Trainings, in dem vordefinierte Verhaltensweisen trainiert werden sollen. Auf diesen Aspekt hinzuweisen kann Klienten ermutigen, in den Dialog einzutreten, da das in diesem Prozess Erlebte in einem geschützten Raum bleibt und es kein Richtig oder Falsch gibt.

## 11.3 Die Zwei-Stuhl-Inszenierung: die Arbeit mit selbstunterbrechenden Spaltungen

Im Verlauf einer Sitzung kann es dazu kommen, dass Klienten den Ausdruck eines Gefühls oder Bedürfnisses sowie die dazugehörende Handlungstendenz – und damit ihren Selbstausdruck – unterbrechen. Anders als bei konflikthaften Spaltungen wie selbstkritischen oder angstmachenden Prozessen, in denen es um Selbst*bewertungen* geht, steht bei selbstunterbrechenden Spaltungen die *Aktivität* der Selbstunterbrechung und damit die Frage „*Wie* unterbricht sich die Klientin?" im Fokus. Dieser Prozess geschieht nicht nur auf der kognitiven, sondern meistens auf der körperlichen Ebene.

In der EFT wird zwischen weicher und harter Selbstunterbrechung unterschieden:

### Weiche Selbstunterbrechung

Mit weicher Selbstunterbrechung ist gemeint, dass Klienten den Ausdruck von Emotionen oder das Äußern von Bedürfnissen stoppen, indem sie beispielsweise schnell sprechen oder das Thema wechseln. Sie intellektualisieren, schlucken ihre Tränen herunter oder lächeln sie weg, schütteln den Kopf, winken mit der Hand ab oder halten den Atem an.

Diesen weichen Unterbrechungen gilt es, mit Empathie und Fokussierung auf das emotionale Erleben oder die impliziten Bedürfnisse zu begegnen. Auch ist es hilfreich, zum Atmen einzuladen, um die Gefühle „im Fluss" zu halten. Als Therapeutin sollte man freundlich, aber kontinuierlich den emotional bedeutsamen Spuren folgen und diese im Gewahrsein halten, sodass sich die Klientin diesem Erleben wieder zuwenden kann:

- *„Sie wirkten gerade ganz traurig, ich habe Tränen in Ihren Augen gesehen. Was sagen Ihre Tränen?"*
- *„Sie haben gerade Ihre Faust geballt und Ihre Stimme klang so ärgerlich. Und jetzt zucken Sie mit den Schultern, sacken in sich zusammen. Können Sie Ihrem Ärger, der gerade da war, Worte geben?"*

Dieses empathische Zurückfokussieren kann der Klientin dabei helfen, ihre Aufmerksamkeit wieder auf das emotionale Erleben zu lenken und dieses zu tolerieren. Der Prozess des emotionalen Erlebens und Verarbeitens wird insgesamt nur kurz unterbrochen.

### Harte Selbstunterbrechung

Das Prinzip der harten Unterbrechung möchte ich an einem Beispiel verdeutlichen: Eine Klientin beginnt im Leeren-Stuhl-Dialog, ihrem Vater gegenüber adaptiven Ärger zum Ausdruck zu bringen. Aber dann verhaspelt sie sich, ihre Stimme wird brüchig, sie verspannt sich sichtbar und verstummt dann ganz, um einen Atemzug später davon zu erzählen, wie viel er doch für sie getan habe und dass sie ihm gegenüber nicht so ungerecht sein sollte. Von ihrem Ärger ist nichts übrig geblieben, er ist weder sicht- noch hörbar. Danach gefragt, ob sie ihn noch spüren kann, antwortet sie mit einem Nein. Die Klientin hat den Ausdruck ihres Ärgers komplett unterbrochen und damit nicht nur emotional, sondern auch körperlich und kognitiv den Ansatz einer resilienten Selbstorganisation gestoppt.

## 11.3.1 *Das zugrunde liegende Verarbeitungsproblem*

Wenn jemand in der Biografie die Erfahrung gemacht hat, für den Ausdruck von Gefühlen und Bedürfnissen ausgelacht, kritisiert oder ignoriert und zurückgewiesen zu werden, ist es sinnvoll, dass die betreffende Person Strategien entwickelt, diese zu unterdrücken, um sich vor weiteren Verletzungen zu schützen.

Im Laufe der Zeit werden sich um diese unterdrückten Gefühle und Bedürfnisse herum Schemata entwickeln, die Überzeugungen beinhalten wie:

- *„Wer weint, ist eine Memme.“*
- *„Ärger erzeugt Gegenärger und ist gefährlich.“*
- *„Wer braucht schon Freunde. Ich mache Probleme mit mir selber aus.“*

Über eine primär adaptive Traurigkeit kann sich als sekundäre Reaktion eine Leere legen, verbunden mit Gedanken wie: *„Wer traurig ist, ist schwach. Wer schwach ist, kann jederzeit verletzt werden.“* Der Ausdruck primären Ärgers kann zu einem Unbehagen und einem Verstummen führen. Emotionen können durch Lächeln, einen Themenwechsel, ein Räuspern oder Ähnlichem unterbrochen werden.

Auf der physiologischen Ebene finden sich Reaktionen wie den Atem anzuhalten, sich zu verspannen, einen Kloß im Hals oder einen Schwindel im Kopf zu haben bis hin zu Numbing (emotionale Taubheit) und Dissoziation.

Die Unterbrechung von Gefühlen und Bedürfnissen kann also eine innere und/oder äußere Handlung sein, die in der Biografie zum psychischen Überleben beigetragen hat. Das Problematische daran ist, dass man darüber den Lebenskompass in Form adaptiver Emotionen und zentraler Bedürfnisse verliert oder ihn erst gar nicht entwickeln konnte. Emotionen helfen uns, miteinander in Kontakt zu treten und soziale Beziehungen zu regulieren. Über den Ausdruck von Emotionen werden wir verstanden und können andere Menschen verstehen. Diese Fähigkeit, Beziehungen zu pflegen, wird durch selbstunterbrechende Prozesse gestört.

Darüber hinaus wird die Möglichkeit, primär adaptive Emotionen zu utilisieren oder primär maladaptive Emotionen zu transformieren, verhindert.

### 11.3.2 Marker

Selbstunterbrechung kann ganz offensichtlich in Form eines Themenwechsels geschehen oder sich in feinen Veränderungen des Sprechens, Atmens oder der Körperhaltung, Gestik und Mimik (Mikromarker) zeigen. Auch sekundäre Emotionen sind eine Form der Selbstunterbrechung.

Es kann sein, dass sich Klienten gar nicht bewusst darüber sind, dass sie ihren Ausdruck von Gefühlen und Bedürfnissen, und damit letztendlich sich selbst, unterbrochen haben. Genauso können sie aber auch explizit von sich aus berichten, dass sie ihre Gefühle und Bedürfnisse unterdrücken.

Findet die Selbstunterbrechung regelhaft statt, können Klienten infolgedessen mit Zynismus, Gefühlen von Resignation, Hoffnungslosigkeit oder einer Leere und/oder psychosomatischen Symptomen wie Schwindel, einem Kloß im Hals, Heiserkeit, Kopfschmerzen oder Müdigkeit reagieren, um nur einige Beispiele zu nennen.

### 11.3.3 Wobei wir Klienten unterstützen möchten

Klienten sollen mit der Zwei-Stuhl-Inszenierung ein Bewusstsein dafür entwickeln, dass und wie sie sich in ihrem Selbstausdruck unterbrechen. Darüber hinaus sollen sie erkennen, was sie unterbrechen, um dies im weiteren Verlauf als Teil ihrer selbst annehmen und zum Ausdruck bringen zu können.

Im gegenwärtigen Moment der Sitzung sollen sie durch die psychomotorische Aktivität unmittelbar erleben, wie es sich anfühlt, sich selber zu unterbrechen, sodass ihnen die damit verbundenen Kosten bewusst werden: Wer Emotionen und Bedürfnisse nicht wahrnimmt oder ausdrückt, weiß nicht, was er oder sie braucht, um zufrieden leben zu können, und wird das Leben, sei es beruflich oder privat, nicht entsprechend gestalten können. Wer die eigenen Grenzen nicht kennt oder diese übergeht, wird nicht für sich einstehen können und sich früher oder später überfordern.

Über die Erfahrung der Wirkung der Selbstunterbrechung und das folgende Bewusstwerden der unterdrückten Emotionen und Bedürfnisse, sollen Klienten motiviert werden, diese in „die Welt hinauszutragen“.

Es gibt durchaus Situationen, in denen es sinnvoll ist, den Ausdruck von Emotionen zu kontrollieren oder Bedürfnisse für den Moment beiseitezuschieben. Insofern sollen Klienten auch darin unterstützt werden, Selbstunterbrechung willentlich und bewusst steuern zu können, sodass sie den Möglichkeitsraum ihres Handelns freier und weiter gestalten können.

### 11.3.4 Das therapeutische Vorgehen

In der Arbeit mit Selbstunterbrechung sollen die Klienten diesen Prozess aktiv zum Ausdruck bringen, weshalb diese Aufgabe Zwei-Stuhl-*Inszenierung* heißt. Die Unterbrechung wird tatsächlich körperlich / psychomotorisch in Szene gesetzt, sodass Klienten ein klares Bewusstsein hierüber entwickeln und sie die bisher hochautomatisch ablaufende Selbstunterbrechung beenden können.

Wenn sich eine Klientin im Verlauf einer anderen Aufgabe unterbricht, ist es zunächst wichtig, sie darauf aufmerksam zu machen und zu explorieren, wie sie dies macht. Sodann wird ein Stuhl-Dialog vorgeschlagen, um die Selbstunterbrechung in Szene zu setzen.

Es folgt ein Beispiel, das an den Zwei-Stuhl-Dialog in Abschnitt 11.1.4 anknüpft:

Die Klientin aus dem Beispiel für den selbstkritischen Prozess hätte auf der Seite des Erlebenden Selbst auf die Aufgabe, ihr Bedürfnis zu äußern, auch mit einer harten Selbstunterbrechung reagieren können, beispielsweise mit einem kompletten Verstummen und in sich Zusammensinken. Die Aufgabe ist dann, diese Selbstunterbrechung ins Gewahrsein zu bringen.

K.: „*Es tut mir weh, dass du so abfällig bist und mir sagst, dass es falsch und schlecht ist, wie ich lebe. Ich fühle mich wie ein Nichts, ich schäme mich für meine Lebensart, dass ich andere Ziele und Vorstellungen habe. Wie eine Traumtänzerin, die es nicht wert ist, zufrieden mit sich und der Welt zu sein. Das ist so bitter.*" (Maladaptives Scham-Schema ist aktiviert.)

Th.: „*Aus Ihrem Gefühl heraus: Was brauchen Sie?*"

K.: „*Ich … ich …* (senkt den Blick, hält den Atem an, zieht die Schultern hoch, was auf eine Selbstunterbrechung weist)."

Th. (nach einem Augenblick des Abwartens): „*Sie verstummen gerade, halten den Atem an und sinken in sich zusammen. Es wirkt so, als dürften Sie kein Bedürfnis ausdrücken? Was passiert gerade in Ihnen?*" (stellt die Prozessbeobachtung zur Verfügung)

K. (zuckt mit den Schultern): „*Wozu soll ich sagen, dass ich akzeptiert werden möchte? Ich kann das nicht. Ich weiß nicht, es macht ja keinen Sinn, meine Familie ist halt fixiert auf Prestige und so.*"

## Die Selbstunterbrechung explorieren und ausführen

Nun geht es weiter mit der Exploration, wie sich die Klientin selber unterbricht, und der konkreten Inszenierung dieser selbstunterbrechenden Handlungen. Dies kann auf ein und demselben Stuhl oder auf zwei Stühlen durchgeführt werden. Die Klientin soll in diesem Schritt überhaupt erst mal ein Bewusstsein für die Selbstunterbrechung entwickeln. Die Leitfrage ist also: *Wie* unterbrechen Sie den Ausdruck Ihres Gefühls oder Bedürfnisses?

Dies soll sie dann konkret umsetzen, in Form von Handlungen und Gesten. Die Selbstunterbrechung soll kognitiv *und* körperlich in Szene gesetzt werden.

TH.: *„Und Sie verstummen dann. Sie schlucken die Abwertung und halten sich zurück, für sich einzustehen. Kommen Sie mal auf die andere Seite. Wie machen Sie das, sich so zum Schweigen zu bringen?“*

K.: *„Hm. Also, ich halte tatsächlich den Atem an, nein, ich atme flacher. Das habe ich noch gar nicht gemerkt. Und dann gucke ich weg, als könnte ich mich damit unsichtbar machen.“*

TH.: *„Was machen Sie noch, um Ihr Bedürfnis wegzubekommen?“*

K.: *„Ich ziehe die Schultern hoch, ich mache mich klein. Es ist fast so, also würde ich mich ganz fest in eine Decke einwickeln und darin verstecken.“*

TH.: *„Machen Sie das mal alles zusammen, das flache Atmen, die Schultern hochziehen, den Blick abwenden, zusammensinken. Verstecken Sie sich in der Decke. Setzen Sie sich mal so hin, wie sich das für Sie gerade anfühlt.“*

(Klientin setzt das alles um.)

## Die Wirkung der Selbstunterbrechung explorieren

Wenn die Klientin die Selbstunterbrechung in Szene gesetzt hat, wird ihre Aufmerksamkeit auf die Wirkung gelenkt, die dies auf das unterbrochene Bedürfnis oder Gefühl hat. Sie kann erleben, dass sie einen Preis zahlt, und hierüber wieder in einen Dialog zwischen selbstunterbrechendem Teil und Erlebendem Selbst treten.

TH.: *„Wie ist das? Was passiert in Ihnen, wenn Sie das machen? Was passiert mit Ihrem Bedürfnis?“*

K.: *„Ich habe das Gefühl, zu ersticken. Das ist wie ein Vakuum, in dem ich nichts mehr spüre. Ich verliere die Orientierung.“*

T.: *„Wechseln Sie mal die Seite und lassen Sie das weiter auf sich wirken. ‚Ich ersticke, spüre nichts mehr und verliere die Orientierung.‘ Erzählen Sie der anderen Seite davon, wie das für Sie ist.“*

## Gefühle und Bedürfnisse würdigen und mit der Welt in Kontakt bringen

Das Ziel dabei ist, dass die Klientin im Verlauf des Dialogs wieder einen Zugang zu ihren Gefühlen und Bedürfnissen findet. Der Therapeut würdigt und validiert diese dann empathisch und unterstützt die Klientin dabei, sie zu akzeptieren und zum Ausdruck zu bringen, sei es in der Fortsetzung des selbstkritischen Dialogs oder in der Arbeit mit unabgeschlossenen Themen mit der bedeutsamen Beziehungsperson.

Darüber hinaus kann gemeinsam überlegt werden, wie die Klientin ihr Bedürfnis und ihre Gefühle in die Welt hinausbringt. So könnte sie sich auf die Menschen konzentrieren, die ihr Bedürfnis danach, so zu sein und zu leben, wie es ihr wichtig ist, teilen, die ähnliche Werte haben.

### 11.3.5 Worauf zu achten ist

Man sollte nicht zu früh, also bei einer weichen Selbstunterbrechung, zur Zwei-Stuhl-Inszenierung wechseln. Es reicht oftmals aus, auf die Unterbrechung aufmerksam zu machen oder das unterbrochene Erleben empathisch für die Klienten zu benennen und sie damit einzuladen, es selber zum Ausdruck zu bringen.

Wenn Klienten ihre Gefühle in der Sitzung kontrollieren und unterdrücken, kann dies auch an einem mangelnden Vertrauen in die therapeutische Beziehung oder fehlenden Skills, Emotionen wahrzunehmen oder zu benennen, liegen. In diesen Fällen wäre es die Aufgabe, die therapeutische Allianz zu stärken oder bei der Entwicklung von Skills, beispielsweise über das Führen eines Emotionstagebuchs (Greenberg 2006), zu helfen.

Wenn die Selbstunterbrechung, beispielsweise Dissoziation, als positiv erlebt wird, da sie eine Art Selbstschutz bietet, gilt es, dies zu würdigen, im nächsten Schritt aber die Kosten salient zu machen. Wer Gefühle oder Bedürfnisse unterbricht, kann sich nicht resilient organisieren und lebt an sich vorbei.

Manchen Klienten ist es unangenehm, die Selbstunterbrechung in Szene zu setzen. Hier gilt es, als Therapeutin mit gutem Beispiel voranzugehen und das, was verstanden wurde, psychomotorisch auszuführen.

Die Zwei-Stuhl-Inszenierung lässt sich übrigens gut auf die eigene therapeutische Arbeit anwenden: In welchen therapeutischen Situationen, bei welchen Klienten neige ich dazu, bestimmte therapeutische Aufgaben nicht vorzuschlagen, geschweige denn durchzuführen? Wie halte ich mich selber davon ab?

## 11.4 Selbstberuhigungs- oder Selbsttröstungsdialog bei emotionalem Leiden

„My birth is my fatal accident. I can never recover from my childhood loneliness. The unappreciate child from my past."

(Rohith Vemula, *Abschiedsbrief*)

In diesem Abschnitt werde ich den Selbstberuhigungs- bzw. Selbsttröstungsdialog als eine Möglichkeit beschreiben, Klienten in der Verarbeitung tiefen seelischen Leidens zu unterstützen. Im Prozess der Arbeit mit dem Leeren-Stuhl oder mit konflikthaften Spaltungen kann es vorkommen, dass sich Klienten nicht resilient organisieren, sondern immer wieder äußert schmerzhafte, für sie kaum auszuhaltende Gefühle erleben. Die empathische Begleitung und Validierung führt weder zu einer Beruhigung noch zu dem Gefühl, ein Recht auf zentrale Bedürfnisse zu haben, noch zu einer hilfreichen Trauer über erlittene negative Bindungserfahrungen. Die Repräsentation wichtiger Bindungspersonen wird nicht weicher, die Klienten stecken in ihrem tiefen Schmerz und einer verachtenden Selbstkritik fest.

Diese Art des Erlebens ist nicht mit Vulnerabilität zu verwechseln, die zwar ebenfalls schmerzt, sich dabei aber auch lebendig und veränderbar anfühlt.

### *11.4.1 Das zugrunde liegende Verarbeitungsproblem*

Emotionales Leiden entsteht dann, wenn Klienten ihre schmerzhaften Gefühle nicht zu regulieren vermögen, sie nicht aushalten können und gleichsam an ihnen verzweifeln. Sie können aus ihrem primären Erleben keine konstruktiv nutzbaren Informationen ziehen, sie finden keinen Zugang zu den in ihnen liegenden zentralen Bedürfnissen oder fühlen sich absolut nicht berechtigt, diese auch nur zu haben. Sie schämen oder verachten sich für ihr Erleben.

Biografisch resultiert dies aus frühen Bindungstraumata in Form von Missbrauch und Vernachlässigung, einer massiven Invalidierung kindlicher Bedürfnisse nach Zuneigung/Wertschätzung, Schutz und Verlässlichkeit. Der Schmerz über Entwertung (bad me), die Angst vor bedrohlich erlebten Situationen und Menschen (weak me), die Traurigkeit darüber, ganz alleine im Leben zu sein (lonely / abandoned me), bilden sich in einer fragilen Selbstorganisation und maladaptiven Schemata ab.

Die Gefühle, die aus dieser Invalidierung resultieren, wurden von den primären Bindungspersonen weder implizit noch explizit reguliert, sie gaben keine Zuwendung, keinerlei Halt oder Wohlwollen. Durch die fehlende dyadische Emotionsregulation und die massive Frustration zentraler Bedürfnisse konnte der / die Heranwachsende keine eigene Fähigkeit zur Emotionsregulation entwickeln.

Die Aktivierung der aus der Invalidierung entstandenen primären Schemata lässt die in der Vergangenheit erlittenen, nicht auszuhaltenden Verletzungen in der Gegenwart lebendig werden. Dies führt zu unerträglichem Leid. Der Prozess der Transformation maladaptiver Emotionen kann nicht erfolgen, da der Klient keinen Zugang zu adaptiven Emotionen und Bedürfnissen findet oder, wenn doch, diese weder als kraftvoll noch als erfüllbar erlebt.

### 11.4.2 Marker

Wie oben beschrieben, kann es passieren, dass sich Klienten im Prozess einer Leeren-Stuhl-Arbeit nicht resilient und selbstbehauptend organisieren oder im Zwei-Stuhl-Dialog als Kritiker nicht weicher werden. Stattdessen geraten sie in tiefe Verzweiflung, sie spüren auf überflutende, intensive Weise Scham, Angst oder ein Gefühl völliger Einsamkeit oder Verachtung sich selber gegenüber:

- *„Ich halte das nicht aus. Ich werde nie meinen Platz im Leben finden. Das ist alles sinnlos.“*
- *„Immer und immer wieder überkommt mich die Angst. Ich verachte mich so sehr dafür.“*
- *„Wenn ich über Nacht alleine zu Hause bin, überkommt mich eine heillose Angst. Es fühlt sich für mich dann so an, als würden überall, unter dem Bett, hinter der Tür, Monster lauern. Ich werde schier verrückt vor Angst.“*
- *„Ich bin und bleibe der letzte Dreck. Ich habe es nicht verdient, meinen Platz im Leben zu finden.“*

Die Klienten stecken in diesen Gefühlen fest und sind von einer adaptiven, resilienten Selbstorganisation weit entfernt.

### 11.4.3 Wobei wir Klienten unterstützen möchten

Mit Hilfe des Selbstberuhigungsdialogs soll der Klient darin unterstützt werden, Mitgefühl für sich zu entwickeln und sich selber zu beruhigen. Dabei wird angestrebt, dass er dieses Selbstmitgefühl und eine Berechtigung, seine Beziehungsbedürfnisse erfüllt zu bekommen, deutlich spürt. Durch diesen Prozess sollen adaptive Schemata ausgebildet werden, die den schmerzhaften maladaptiven Schemata entgegenwirken, diese also transformieren. Das zentrale Ziel ist die Aktivierung von Selbstmitgefühl und damit ein freundlicherer Blick auf sich selbst. Die Aktivität des Tröstens oder Beruhigens ist dabei „nur" das äußerlich sichtbare Zeichen dieses inneren Prozesses.

Von diesem transformatorischen Selbsttröstungsdialog ist ein Coping-Selbsttröstungsdialog zu unterscheiden, der bei akuten Belastungen und Krisen wie einer bedrohlichen Diagnose oder einem akuten Verlust hilfreich sein kann, indem er zur Emotionsregulation beiträgt.

### 11.4.4 Das therapeutische Vorgehen

Ich beschreibe die allgemeinen Prinzipien des therapeutischen Vorgehens ausführlicher, verzichte dafür aber auf ein Dialogbeispiel, da der Selbstberuhigungsdialog sehr kreativ und facettenreich gestaltet werden kann. Er bietet mehr Spielräume als die anderen Stuhl-Dialoge, sodass es hilfreich ist, die verschiedenen Gestaltungsmöglichkeiten im Kopf zu haben.

Zunächst ist es wichtig, dass der Klient sein schmerzhaftes Erleben ausdrücken kann und dabei empathisch begleitet wird. Über die Aktivierung des maladaptiven Schemas gelangt er zu seinem Kernschmerz, in dem unerfüllte zentrale Bedürfnisse gebunden sind. Es ist dabei hilfreich, nach episodischen Erinnerungen zu fragen, die durch das aktivierte Schema lebendig werden.

Es gibt verschiedene Möglichkeiten, den leidenden Selbstanteil sowie den beruhigenden Teil darzustellen. So kann man basierend auf den episodischen biografischen Erinnerungen eine Vorstellung des leidenden Selbst als verletzliches, bedürftiges Kind evozieren und die Aufmerksamkeit auf die Gefühle des Kindes lenken (z. B. traurig, einsam, ungewollt, wertlos, ängstlich). Aus diesem Erleben heraus werden die unerfüllten Bedürfnisse des Kindes identifiziert (z. B. nach Liebe, Schutz, Verbundensein).

Im nächsten Schritt wird der Klient darin unterstützt, aus der Erwachsenenperspektive ein Mitgefühl für das Kind entstehen zu lassen, auf dessen Bedürfnisse einzugehen und ihm gegenüber dieses Mitgefühl für das Leid sowie Fürsorge und Trost auszudrücken. Es gibt verschiedene Wege, den Selbstberuhigungsdialog hinsichtlich des tröstenden, beruhigenden Selbstanteils zu gestalten. So kann der Klient er selber sein, aber auch ein guter, vertrauter Freund, eine frühere Bindungsperson (oftmals haben Klienten positive Erfahrungen mit ihren Großeltern gemacht) oder eine Figur aus der Literatur oder dem Fernsehen. Für gläubige, spirituell gebundene Klienten kann die tröstende Person auch Gott, ein Schutzengel oder Buddha sein.

Auch für die Vorstellung und Aktivierung des zu tröstenden Selbstanteils gibt es verschiedene Möglichkeiten: Hat der Klient genügend Eigenempathie, kann er sich selber als der kleine Junge, der er war und den er gerade spürt, trösten. Ist seine Selbstkritik oder Verzweiflung zu groß, ist es möglich, dass er sich ein anderes, ihm bekanntes, gegebenenfalls das eigene oder ein universelles Kind vorstellt und diesem gegenüber Mitgefühl entwickelt.

Dieses kann er dann in Worten oder Gesten ausdrücken:

K.: *„Ich sehe, wie traurig du bist und wie sehr du es vermisst, dass jemand für dich da ist. Ich möchte dir zur Seite stehen."*

TH.: *„Wenn Sie das so sagen, ‚Ich möchte dir zur Seite stehen': Gibt es etwas, was Sie für den kleinen Jungen tun möchten?"*

K.: *„Ja, ich möchte ihn – ich möchte dich an die Hand nehmen."*

TH.: *„Können Sie sich das vorstellen? Sie nehmen ihn an die Hand und halten ihn ganz fest und sagen ihm: Ich bin an deiner Seite und für dich da."*

Als Therapeut ist es möglich, diesen Prozess zu fördern, indem man selber eine mitfühlende Haltung einnimmt, die von folgenden drei Aspekten, die Neff in ihren Büchern zu Selbstmitgefühl beschreibt, getragen wird:

> „Selbstmitgefühl als Werkzeug für den Umgang mit schwierigen Emotionen einzusetzen hat den besonderen Vorzug, dass es Ihnen drei Zugangsmöglichkeiten eröffnet. Wann immer Sie feststellen, dass Sie Schmerzen empfinden, gibt es diese verschiedenen Wege, damit umzugehen:
> 1. Sie können sich selbst mit Freundlichkeit und Zuwendung behandeln.
> 2. Sie können sich daran erinnern, dass Schmerz ein Teil der gemeinsamen menschlichen Erfahrung ist.
> 3. Sie können Ihre Gedanken und Emotionen in achtsamem Gewahrsein halten."
>
> (Neff 2012, S. 97)

Mitgefühl umfasst also eine freundliche, achtsame Aufmerksamkeit für das eigene schmerzhafte Erleben (oder das einer anderen Person) sowie das Bewusstsein, mit emotionalem Leiden nicht alleine zu sein, da jeder Mensch diese Art Schmerz kennt.

Ein Zeichen für Selbstberuhigung, die unabhängig von der expliziten Arbeit hieran entstehen kann, ist, wenn der Klient beginnt, sich über den Arm, den Handrücken oder unter dem Kinn zu streichen. Dies ist ein Indikator dafür, dass die primäre Emotion akzeptiert wird und ein Mitgefühl für sich selbst entsteht.

### 11.4.5 Worauf zu achten ist

Wie bereits weiter oben erwähnt, ist es wichtig, zwischen Vulnerabilität und emotionalem Leiden zu unterscheiden. Klienten, die sich in ihrer Verletzlichkeit zeigen, brauchen die empathische Bestätigung ihres Erlebens. Ein Selbstberuhigungsdialog kann in diesem Moment invalidierend wirken und dem Klienten das Signal geben, dass es für den Therapeuten nicht in Ordnung ist, vulnerabel zu sein.

Auch wenn das emotionale Leiden sehr schmerzhaft ist, sollte dem Klienten Zeit gegeben werden, es voll zu entfalten, um hierüber zu den zentralen Bedürfnissen zu gelangen. So kann er im folgenden Selbstberuhigungsdialog passgenau dieses Bedürfnis befriedigen. Genauso sollte mit Ruhe der tröstende Selbstanteil gestaltet werden und dem Klienten Zeit gegeben werden, das Mitgefühl deutlich zu spüren.

Es lohnt sich, sich selber zu reflektieren: Wie viel emotionalen Schmerz halte ich bei mir und anderen Menschen aus? Biege ich zu schnell auf den Lösungsweg ab, um mich oder den Klienten zu schonen, verhindere damit aber einen grundlegenden Veränderungsprozess? Übe ich zu viel Druck aus, bin ich also modifikatorisch statt transformatorisch? Gebe ich zu früh auf und signalisiere damit eine eigene Hoffnungslosigkeit?

**Zusammenfassung**

Die Arbeit mit Stühlen ermöglicht eine Vertiefung des emotionalen Verarbeitungsprozesses und eine Transformation der maladaptiven Schemata. Sie erfordert eine empathische Einstimmung auf die Mikroprozesse bei gleichzeitiger Beachtung der übergeordneten Grundstruktur, sodass gemeinsam mit den Klienten ein hilfreicher Veränderungsprozess gestaltet werden kann. Es sollte kein Druck aufgebaut werden in Richtung einer Veränderung, sondern immer in der Zone des nächstmöglichen Entwicklungsschrittes. Neue erlebensbasierte Erkenntnisse (*„Ah, so gehe ich also mit mir um. Das macht mich so antriebslos. Das vermisse ich.“*) können als Hausaufgaben genutzt werden: *„Sie können die nächste Woche mal darauf achten, wann und wie sich Ihre kritische Stimme meldet und wie Sie dann darauf reagieren.“*

Mit Stühlen zu arbeiten erfordert die Bereitschaft, Klienten dahin zu führen, wo es richtig weh tut. Man geht quasi gemeinsam in die Höhle des Drachens im Wissen, dass er tatsächlich Feuer speit und nicht bloß Qualm bläst. Aber genau dieses Feuer ist die Energiequelle für Veränderungen.

Die Darstellung der Praxis möchte ich mit einem Zitat von Leslie Greenberg beschließen:

„We need to live in mindful harmony with our feelings, not to attempt to control them.“

# 12. Rationale

Wie bereits beschrieben, gehört es zum therapeutischen Prozess, Rationale für das Arbeiten mit Emotionen zu geben, damit eine Übereinkunft über das Vorgehen und die Ziele getroffen werden kann. Dies stärkt auch die Selbstbestimmung von Klienten.

In der EFT achten wir darauf, Rationale im Kontext von aktuellem emotionalem Erleben zu geben (erlebensbezogenes Unterweisen): *„Sie sind gerade wütend auf Ihre Eltern, weil die Sie immerzu kritisiert haben. Sprechen Sie von Ihrem Ärger aus. Das hilft Ihnen, sich stärker zu fühlen und zu spüren, dass Sie ein wertvoller Mensch sind." „Sie sagten, dass sich jedes Mal Ihr Magen zusammenzieht, wenn Sie zum Chef gerufen werden. In diesem Zusammenziehen stecken Informationen darüber, was es für Sie schlimm macht. Deshalb ist es sinnvoll und wichtig, dem Körper Gehör zu schenken."*

Grundsätzlich ist es sinnvoll, mit Emotionen zu arbeiten, weil

- sie eine Quelle wichtiger Informationen für uns sind – darüber, welche Bedürfnisse wir haben und welche Situationen / Menschen für uns gut oder schlecht sind;
- sie uns zu unserem Handeln motivieren, sodass wir beispielsweise Schutz suchen, wenn wir ängstlich sind, oder für uns einstehen, wenn wir uns ärgern;
- sie unser Handeln im Alltag beeinflussen. Der Verstand kann tausendmal sagen, dass es gut ist, Sport zu treiben, dass man keine Angst vor anderen Partygästen haben muss. Wenn wir uns nicht danach fühlen, werden wir höchstwahrscheinlich auf dem Sofa sitzen bleiben oder weiter Ausreden dafür finden, nicht mitzufeiern;
- sie unsere Art zu denken, Situationen wahrzunehmen und zu beurteilen, beeinflussen.

Manche Klienten fragen sich, welchen Sinn es macht, schmerzhafte Gefühle zu fühlen, und ob es nicht der bessere Weg ist, mutmachende, positive Sätze zu formulieren und an den Badezimmerspiegel zu heften bzw. endlich mal Dinge zu unternehmen, die guttun. Allerdings stimmen die meisten Klienten damit überein oder berichten von sich aus, dass der reine Vorsatz, gut gelaunt oder mutiger zu sein, zu keiner Verbesserung führt. Hieran anknüpfend lässt sich begründen, dass ungünstige Verhaltensweisen ihren Ursprung in dysfunktionalen emotionalen Schemata haben, die sich in schmerzhaften Gefühlen zeigen. Diese wiederum sind erst dann für eine Veränderung zugänglich, wenn sie erlebt und aus diesem Erleben heraus reflektiert werden. In jedem schmerzhaften Gefühl stecken zudem zentrale Bedürfnisse, die uns dabei helfen, unser Leben zufriedenstellend zu gestalten. Je nach Klient kann dabei, so knapp wie möglich, auf die Neurobiologie Bezug genommen werden: Nur in aktivierte Schemata kann neue Information integriert werden, nur sie entfalten ihren Informationsgehalt für uns, den wir für Veränderungen nutzen können. Je besser wir uns selbst (emotional) kennenlernen und verstehen, desto passgenauer können wir individuelle, ganz persönliche Lösungen entwickeln.

Eine weitere Möglichkeit sind Metaphern und Analogien: Eisen kann nur heiß in Form gebracht werden. Oder: Beispielsweise habe ich es selber in einer Reifenwerkstatt erlebt, dass nicht nur der defekte Reifen untersucht (exploriert) wurde, um das Problem zu diagnostizieren und anschließend die richtige „Therapie" anzuwenden. Jeder Reifen wurde überprüft und tatsächlich in einem weiteren eine feststeckende Schraube entdeckt. Die hätte gefährlich werden können. Wenn es schon bei Reifen wichtig ist, dann doch erst recht bei Menschen, gründlich und genau allen Facetten des menschlichen Seins Aufmerksamkeit zu schenken.

Wenn wir unsere Gefühle ignorieren oder unterdrücken, führt dies zu beziehungs- und verhaltensbezogenen Schwierigkeiten, etwa durch exzessives Einkaufen, Essen oder Sexualverhalten, Drogen-, Medikamenten- oder Alkoholmissbrauch, Überarbeitung oder Vernachlässigung der Arbeit, der Beziehungen, des Essens, Trinkens oder Schlafens.

Gefühle, die wir nicht wahrzunehmen bereit sind oder die wir unterdrücken, führen zu:

- Anspannung und in der Folge zu Ängsten und Panik,
- einem Eispanzer aus Interessen- und Antriebslosigkeit, Anhedonie, Selbstzweifeln, Hoffnungslosigkeit, Niedergeschlagenheit, unter dem primäre Gefühle wie Einsamkeit, Scham, Ärger oder Trauer liegen,
- quälenden Sorgen, die sich über ein Gefühl von Einsamkeit und Schutzlosigkeit legen,
- psychosomatischen Beschwerden: Emotionen sprechen mit uns über den Körper. Wenn wir ihnen keine Aufmerksamkeit schenken, melden sie sich immer wieder über Schmerzen („die Last auf den Schultern", „die zusammengebissenen Zähne", „Kopfzerbrechen"), Schwindel, Atem- und Kreislaufprobleme („etwas nimmt die Luft zum Atmen" „die Augen vor etwas verschließen", „sich im Kreise drehen") und dergleichen mehr.

Äußert ein Klient, Angst vor der Überflutung durch starke Gefühle zu haben, kann er ermutigt werden, dass die Wahrnehmung, Versprachlichung und Reflexion von Gefühlen zu ihrer Regulierung beiträgt.

**Zusammenfassung**

Viele Klienten fragen sich, wozu es gut sein soll, über die Vergangenheit zu sprechen. Es ist zunächst wichtig, zu erklären, dass nicht über die Vergangenheit gesprochen wird, sondern mit emotionalen Reaktionsweisen gearbeitet wird, die in der Vergangenheit entstanden sind, aber im Hier und Heute nach wie vor wirksam sind. Genauso haben wir zentrale Bedürfnisse, die damals frustriert wurden und auf unserem Lebensweg verloren gingen, aber heute noch für unsere Lebenszufriedenheit wichtig sind oder im „Geheimen", beispielsweise als Unfinished Business, wirken. Es geht darum, sie wiederzufinden und neu zu beleben.

Rationale werden dann gegeben, wenn Klienten danach fragen, sei es direkt durch das Äußern von Skepsis oder indirekt in Form von Selbstunterbrechungen. Die Begründung für das jeweilige therapeutische Angebot kann und sollte sich in diesen Momenten passgenau auf den aktuellen Inhalt oder das gerade im Fokus stehende Erleben des Klienten im Sinne des erlebensbezogenen Unterweisens beziehen.

# 13. Indikation und Kontraindikation

Die EFT ist für Klienten geeignet, die daran interessiert sind, gezielt Emotionen in den therapeutischen Prozess miteinzubeziehen. Unabhängig von ICD-10-Diagnosen bietet sie sich bei Klienten an, deren berichtete Problematik im Zusammenhang mit den in Abschnitt 3.2 beschriebenen emotionalen Verarbeitungsschwierigkeiten steht.

Selbstredend ist die EFT nicht geeignet für Klienten, die die Arbeit mit und an Emotionen ablehnen, mit denen also keine Übereinkunft über das Vorgehen und die Ziele besteht. Ansonsten gibt es folgende Kontraindikationen: akute Suizidalität, akuter Substanzmissbrauch, akutes psychotisches Erleben, Impulskontrollstörungen, geringes psychosoziales Funktionsniveau, eine antisoziale Persönlichkeitsakzentuierung bzw. -störung. Auf die Kontraindikationen für den Zwei-Stuhl-Dialog bin ich im entsprechenden Abschnitt 11.1.5 eingegangen.

Eine relative Kontraindikation besteht für Klienten mit unterregulierten Emotionen und dysfunktionalem Umgang mit Emotionen in Form von selbstverletzendem oder beziehungsschädigendem Verhalten. Sie müssen zunächst in der Regulation ihrer Emotionen unterstützt werden, bevor ihnen emotionsaktivierende Interventionen angeboten werden.

# 14. Forschung

Da dies ein praxisorientiertes Buch ist, halte ich mich zu diesem Punkt kurz. Eine umfassendere Darstellung forschungsbezogener Aspekte findet sich in Bischkopf (2013). Hier soll auch nicht der Ort sein, um Fragen der wissenschaftlichen oder gar sozialrechtlichen Anerkennung der EFT in Deutschland zu problematisieren.

Die EFT ist ein wissenschaftlich fundiertes Verfahren. Sie hat sich aus der Therapieprozessforschung entwickelt und wird international unermüdlich weiter beforscht. Sie hat ihren Platz an verschiedenen Universitäten in Kanada, den USA, Irland, Schottland, Norwegen, der Schweiz. Sie wird weltweit gelehrt und angewendet (eine Liste der Institute findet sich auf ↗ http://www.iseft.org). Die internationale Studienlage spricht für die EFT. Sie ist ein von der American Psychological Association (APA) anerkanntes Verfahren für die Behandlung von Depressionen, zeigt empirisch nachgewiesene Wirksamkeit in der Behandlung von komplexen Traumafolgestörungen bei Frauen und Männern und erweist sich in der Paar- sowie Familientherapie als hochwirksam (Greenberg 2010, Paivio & Pascual-Leone 2010).

Eine wichtige Basis für die Entwicklung der EFT liefern die York-I- und York-II-Depressions-Studien, die an der York University in Toronto durchgeführt wurden.

> „In these studies EFT was found to be equally or more effective than a Client Centered (CC) empathic treatment, and a Cognitive Behavioral treatment (CBT). Both the treatments with which it was compared were themselves also found to be highly effective in reducing depression, but EFT was found to be more effective in reducing interpersonal problems than both the CC and CBT treatment and promoting more change in symptoms than the CC treatment and highly effective in preventing relapse (77 % non relapse)."
>
> (Greenberg 2010, S. 32)

Das geschützte Videomaterial zu diesen Studien wurde und wird zur Beantwortung von Fragenstellungen genutzt, die in diesem Buch ebenfalls Berücksichtigung gefunden haben: die emotionale Produktivität, emotionale Verarbeitungsprozesse und -schwierigkeiten, ein emotionsfokussiertes Verständnis von Dysfunktion, die therapeutische Allianz, die therapeutische Präsenz, Selbstöffnung des Therapeuten, Narrative, Marker und Aufgaben.

> „EFT also has more research than any other treatment approach on the process of change, having demonstrated a relationship between outcome and empathy, the alliance, depth of experiencing, emotional arousal, making sense of aroused emotion, productive processing of emotion and particular emotions sequences."
>
> (Greenberg 2010, S. 32)

Folgende Teams, Kolleginnen und Kollegen arbeiten an der störungsbezogenen Spezifizierung der EFT sowie grundlegenden Fragen zu emotionalen und therapeutischen Prozessen:

- **Generalisierte Angststörung:** Ladislav Timulak et al., Trinity College in Dublin
  ↗ http://www.tcd.ie/research/profiles/?profile=timulakl
- **Soziale Phobie:** Robert Elliott et al., Strathclyde University in Glasgow
  ↗ http://www.strath.ac.uk/staff/elliottrobertprof
- **Komplexe Traumafolgestörungen:** Paivio (emerit.) et al., York University in Toronto, inzwischen „nur" noch Workshop-Tätigkeit und Arbeit in eigener Praxis
- **Essstörungen und Familientherapie:** Joanne Dolhanty, in Zusammenarbeit mit L. S. Greenberg
  ↗ http://www.drjoannedolhanty.com
- **Grundlegendes:** Antonio Pascual-Leone et al., University of Windsor in Kanada
  ↗ http://www.uwindsor.ca/people/apl
- **Narrative im Kontext der EFT:** Lynne Angus, York University in Toronto
  ↗ http://health.yorku.ca/health-profiles/index.php?mid=1210

Wie im ersten Kapitel beschrieben, sollten die Ergebnisse der emotionsfokussierten Therapieprozessforschung ursprünglich nicht in ein neues Therapieverfahren münden, sondern in bereits bestehende Verfahren integriert werden. In dieser Tradition laufen aktuell an den Universitäten Mainz und Bern jeweils zwei Forschungsprojekte, in denen die Wirkung der Integration der EFT in psychodynamische Verfahren („Verbesserung der Wirksamkeit von psychodynamischer Kurzzeitpsychotherapie bei Angststörungen durch die Integration von Elementen der emotionsfokussierten Therapie: eine offene Studie") und in die kognitive Verhaltenstherapie („IMPROVE: The Impact of Integrating Emotion Focused Components into Psychological Therapy“) untersucht wird.

Angesichts des Interesses der EFT-Forscher und -Praktiker, zu verstehen, wie Psychotherapie wirkt, sowie daran, Erkenntnisse der neuroaffektiven Wissenschaften in die Theorie und Praxis zu integrieren, läuft derzeit, ebenfalls an der Universität Bern, die Studie „Neurophysiologische Korrelate optimaler emotionaler Verarbeitung“, die diese im Sinne der EFT-Theorie über emotionale Prozesse untersuchen soll, „indem Prozessforschungsinstrumente aus der Psychotherapieforschung mit modernen Methoden der EEG-Auswertung kombiniert werden“ (Projektbeschreibung der Universitätsklinik für Psychiatrie Bern).

Dies ist nur eine Auswahl abgeschlossener oder noch laufender Studien. Wer tiefer in die Materie eintauchen möchte, wird im Internet eine Vielzahl von Publikationen finden. Als Einstieg seien, neben den oben stehenden Verweisen auf institutionelle und personenbezogene Internetseiten, folgende Quellen genannt:

- Taylor & Francis Online: ↗ http://www.tandfonline.com
- Wiley Online Library: ↗ http://www.onlinelibrary.wiley.com
- Cambridge University Press: ↗ http://www.cambridge.org

Solange es keine Allgemeine Psychotherapie gibt, bleibt zu hoffen, dass, auch wenn die Zeichen in Deutschland in eine andere Richtung zeigen, die Vielzahl therapeutischer Grundorientierungen und Möglichkeiten als Schatz wahrgenommen und gepflegt wird – von Forschenden ebenso wie von Praktizierenden. Die auch international relevante und forschungsbasierte Vielfalt psychotherapeutischen Handelns, die durch unterschiedliche Sichtweisen auf das Menschsein geprägt wird, sollte anerkannt werden. So wird zukünftigen Klientinnen und Klienten die Möglichkeit gegeben, nicht nur die richtige Therapeutin oder den richtigen Therapeuten, sondern auch das für sie geeignete Therapieverfahren in Anspruch zu nehmen.

# Literaturverzeichnis


Angus, L. E. & Greenberg, L. S. (2011): *Working with Narrative in Emotion-Focused Therapy. Changing Stories, Healing Lives*. Washington, DC. American Psychological Association.

Auszra, L. & Greenberg, L. S. (2007): „Client Emotional Productivity". *European Psychotherapy*, Vol. 7, 1/2007, S. 139–152.

Auszra, L. Greenberg, L. S. & Herrmann, I. R. (2013): „Client emotional productivity – optimal client in-session emotional processing in experiential therapy". *Psychotherapy Research*, 23 (6), S. 732–746.

Auszra, L. & Herrmann I. R. (2017): „Therapist Self-Disclosure in Emotion-Focused Therapy (EFT)". Vortrag auf der 2. Internationalen Konferenz für emotionsfokussierte Therapie in Toronto.

Auszra, L., Herrmann, I. R. & Greenberg, L. S. (2016): *Emotionsfokussierte Therapie. Ein Praxismanual*. Göttingen: Hogrefe.

Biermann-Ratjen, E.-M., Eckert, J. & Schwartz, H.-J. (1997): *Gesprächspsychotherapie*. Stuttgart, Berlin, Köln: Kohlhammer.

Bischkopf, J. (2013): *Emotionsfokussierte Therapie. Grundlage, Praxis, Wirksamkeit*. Göttingen: Hogrefe.

Bischof-Köhler, D. (1989): *Spiegelbild und Empathie. Die Anfänge der sozialen Kognition*. Bern: Huber.

Bohus, M. & Wolf, M. (2009): *Interaktives Skillstraining für Borderline-Patienten. Manual zur CD-ROM für die therapeutische Arbeit*. Stuttgart: Schattauer.

Boyle, T. C. (2014): *Das wilde Kind*. München: Deutscher Taschenbuch Verlag.

Ciompi, L. (2013): „Gefühle, Affekte, Affektlogik. Ihr Stellenwert in unserem Menschen- und Weltverständnis". *Wiener Vorlesungen*, Band 89. Wien: Picus Verlag.

Damasio, A. R. (2013): *Ich fühle, also bin ich. Die Entschlüsselung des Bewusstseins*. Berlin: List.

Damasio, A. R. (2014): *Der Spinoza-Effekt. Wie Gefühle unser Leben bestimmen*. Berlin: List.

Damasio, A. R. (2015): *Descartes' Irrtum. Fühlen, Denken und das menschliche Gehirn*. Berlin: List.

Duve, K. (2002): *Dies ist kein Liebeslied*. Berlin: Eichborn.

Elliott, R. (2016): „Different kinds of emotional responses in EFT". Einzusehen via YouTube: ↗ http://www.youtube.com/watch?v=sJl3GJLTUj4 (Letzter Aufruf am 23.02.2018).

Elliott, R., Watson, J. C., Goldman, R. N. & Greenberg, L. S. (2008): *Praxishandbuch der Emotionsfokussierten Therapie. Einführung in die prozess- und erlebensorientierte Psychotherapie mit genauer Beschreibung der Vorgehensweise*. München: CIP-Medien.

Ende, M. (1973): *Momo*. Stuttgart: K. Thienemann Verlag.

Feuerstein, H.-J. & Müller, D. (2000a): „Der Körper irrt nicht". *Gesprächspsychotherapie und Personzentrierte Beratung*, 2/00, S. 93–95. Köln: GwG-Verlag.

Feuerstein, H.-J. & Müller, D. (2000b): „Focusing und erlebensbezogene Methode. Eine Einführung". *Gesprächspsychotherapie und Personzentrierte Beratung*, 2/00, S. 96–103. Köln: GwG-Verlag.

Feuerstein, H.-J., Müller, D. & Weiser Cornell, A. (Hrsg.) (2000): *Focusing im Prozess. Ein Lesebuch.* Köln: GwG-Verlag.

Franzen, J. (2012): *Freiheit.* Reinbek bei Hamburg: Rowohlt Taschenbuch Verlag.

Frijda, Nico H. (1996): „Die Gesetze der Emotionen". *Zeitschrift für Psychosomatische Medizin und Psychoanalyse,* Vol. 42, Nr. 3, S. 205–221.

Geller, S. & Greenberg, L. S. (2012): *Therapeutic Presence.* Washington, DC: American Psychological Association.

Gendlin, G. (2002): „Experiental Response. Teil 1: Regeln für das therapeutische Arbeiten". *Focusing Journal* 9, S. 1–17.

Gendlin, G. (2014): *Focusing-orientierte Psychotherapie. Ein Handbuch der erlebensbezogenen Methode.* Stuttgart: Klett Cotta.

Gendlin, E. & Wiltschko, J. (2016). *Focusing in der Praxis. Eine schulenübergreifende Methode für Psychotherapie und Alltag.* Stuttgart: Klett-Cotta.

Goldman, R. N. & Greenberg, L. S. (2015): *Case Formulation in Emotion-Focused Therapy. Co-Creating Clinical Maps for Change.* Washington, DC: American Psychological Association.

Greenberg, L. S. (2006): *Emotionsfokussierte Therapie. Lernen, mit den eigenen Gefühlen umzugehen.* Tübingen: dgvt Verlag.

Greenberg, L. S. (2010): „Emotion-Focused Therapy: A Clinical Synthesis, Focus". *The Journal of Lifelong Learning in Psychiatry*, Vol. III, No. 1, S. 32–42.

Greenberg, L. S. (2011): *Emotionsfokussierte Therapie.* München: Ernst Reinhardt Verlag.

Greenberg, L. S., Auszra, L. & Herrmann, I. R. (2007): „The relationship between emotional productivity, emotional arousal and outcome in experiential therapy of depression". *Psychotherapy Research*, 17 (4), S. 482–493.

Greenberg, L. S., Elliott, R. & Pos, A. (2007): „Emotion-Focused Therapy: An Overview". *European Psychotherapy* Vol. 7, 1/2007, S. 19–40.

Greenberg, L. S. & Pascual-Leone, A. (2006): „Emotion in Psychotherapy. A Practice-Friendly Research Review". *Journal of Clinical Psychology* 62, S. 611–630.

Greenberg, L. S. & Pascual-Leone, J. (1995): „A dialectical constructivist approach to experiential change". In: R. A. Neimeyer & M. J. Mahoney (Hrsg.), *Constructivism in Psychotherapy*. Washington DC. American Psychological Association.

Greenberg, L. S. & Pascual-Leone, J. (2001): „A dialectical constructivist view of the creation of personal meaning". *Journal of Constructivist Psychology*. 14, S. 165–186.

Greenberg, L. S, Rice, L. N. & Elliott, R. (2003): *Emotionale Veränderung fördern. Grundlagen einer prozess- und erlebensorientierten Therapie.* Paderborn: Junfermann (vergriffen).

Herrmann, I. R. & Greenberg, L. S. (2007): „Emotion Types and Sequences in Emotion-Focused Therapy". *European Psychotherapy* Vol. 7, 1/2007, S. 41–60.

Hüther, G. (2004): „Psychotherapie und Beratung kann die Plastizität des Gehirns nutzen". Ein Interview. *Gesprächspsychotherapie und Personzentrierte Beratung*, 4/04, S. 243–245.

Hüther, G. (2004): „Die neurobiologische Verankerung von Erfahrungen und ihre Auswirkungen auf das spätere Verhalten". *Gesprächspsychotherapie und Personzentrierte Beratung*, 4/04, S. 246–252.

Kanitscheider, B. (2008): *Entzauberte Welt. Über den Sinn des Lebens in uns selbst.* Stuttgart: S. Hirzel Verlag.

Kriz, J. (2013): „Humanistische Psychotherapie im Kontext des deutschen Gesundheitssystems". *Gesprächspsychotherapie und Personzentrierte Beratung*, 2/13, S. 64–71.

Lane, R. D., Ryan, L., Nadel. L. & Greenberg, L. S. (2015): „Memory reconsolidation, emotional arousal, and the process of change in psychotherapy. New insights from brain science". *Behavioral and Brain Science* (2015), S. 1–64.

Le Coutre, C. (2016): *Focusing zum Ausprobieren. Eine Einführung für psychosoziale Berufe.* München: Ernst Reinhardt Verlag.

LeDoux, J. (2012): *Das Netz der Gefühle. Wie Emotionen entstehen.* München: dtv.

Lux, M. (2004): „Neurowissenschaftliche Perspektiven für den Personzentrierten Ansatz". *Gesprächspsychotherapie und Personzentrierte Beratung*, 4/04, S. 261–267.

Merten, J. (2003): *Einführung in die Emotionspsychologie.* Stuttgart: Kohlhammer.

Minsel, W.-R. (1974): *Praxis der Gesprächspsychotherapie - Grundlagen, Forschung, Auswertung.* Graz: Böhlaus Nachfolger.

Neff, K. (2012): *Selbstmitgefühl. Wie wir uns mit unseren Schwächen versöhnen und uns selbst der beste Freund werden.* München: Kailash Verlag.

O'Brien, K., O'Keeffe, N., Cullen, H., Durcan, A., Timulak, L. & McElvaney, J. (2017): „Emotion-Focused Perspective on Generalized Anxiety Disorder: A Qualitative Analysis of Clients' In-Session Presentations". *Psychotherapy*, Vol. 54(4), Dec 2017, S. 361–366.

Paivio, S. & Pascual-Leone, A. (2010): *Emotion-Focused Therapy for Complex Trauma. An Integrative Approach.* Washington: APA.

Pascual-Leone, A., Paivio, S. & Harrington, S. (2015): „Emotion in Psychotherapy: An Experiential-Humanistic Perspective". In: D. Cain, S. Rubin, K. Keenan (Hrsg.), *Humanistic Psychotherapies: Handbook of Research and Practice* (2. Auflage). Washington, DC: American Psychological Association.

Perls, F. S., Hefferline, R. F. & Goodman, P. (1994): *Gestalt-Therapie. Lebensfreude und Persönlichkeitsentwicklung.* Stuttgart: Klett-Cotta.

Perls, F. S., Hefferline, R. F. & Goodman, P. (2000): *Gestalttherapie. Praxis.* München: dtv.

Polster, E. & Polster, M. (1985): *Gestalttherapie. Theorie und Praxis der integrativen Gestalttherapie.* Frankfurt: Fischer Verlag.

Rice, K. S. & Kerr, G. P. (1986): *Measures of client and therapist vocal quality.* New York: Guilford Press.

Rice, K. S. & Wagstaff, K. (1967): „Client voice quality and expressive style as indexes of productive psychotherapy". *Journal of Consulting Psychotherapy*, 31, S. 557–563.

Rogers, C.R. (1959/1987): „A theory of therapy, personality and interpersonal relationships as developed in client-centered framework". In: S. Koch (Hrsg.), *Psychology: A study of a science.* Vol. III, S. 184–256. New York: McGraw Hill (dt. Übersetzung 1987: *Eine Theorie der Psychotherapie, der Persönlichkeit und der zwischenmenschlichen Beziehungen. Entwickelt im Rahmen des klientenzentrierten Ansatzes.* Köln: GwG-Verlag)

Rogers, C.R. (1986): *Die Kraft des Guten. Ein Appell zur Selbstverwirklichung.* Frankfurt: Fischer Verlag.

Rogers, C.R. (2016): *Entwicklung der Persönlichkeit. Psychotherapie aus der Sicht eines Psychotherapeuten.* Stuttgart: Klett-Cotta.

Sachse, R., Atrops, A., Wilke, F. & Maus, C. (1992): *Focusing. Ein emotionszentriertes Psychotherapie-Verfahren.* Bern: Verlag Hans Huber.

Schore, A.N. (2016): *Affect regulation and the origin of the self: The neurobiology of emotional development.* New York: Routledge.

Staemmler, F.-M. (2009): *Was ist eigentlich Gestalttherapie? Eine Einführung für Neugierige.* Bergisch-Gladbach: EHP-Verlag Andreas Kohlhage.

Strauss, B., Hohagen, F. & Caspar, F. (2007): *Lehrbuch Psychotherapie.* Teilband 2. Göttingen: Hogrefe.

Timulak, L., McElvaney, J., Keogh, D., Martin, E.L., Clare, P., Chepukova, E. & Greenberg, L.S. (2017): „Emotion-focused therapy for anxiety disorders: An exploratory study". *Psychotherapy,* 54(4), S. 361–366 (http://dx.doi.org/10.1037/pst0000128).

Tolstoi, L. (1899/2016): *Auferstehung.* München. Carl Hanser Verlag.

Ulich, D. (1995): *Das Gefühl. Einführung in die Emotionspsychologie.* Weinheim: Beltz.

Watson, J. (2007): „Facilitating Empathy". *European Psychotherapy* Vol. 7, 1/2007, S. 61–76

Weinberger, S. (2013): *Klientenzentrierte Gesprächsführung. Lern- und Praxisanleitung für psychosoziale Berufe.* Weinheim: Beltz Juventa.

Weiser Cornell, A. (2015): *Focusing – Der Stimme des Körpers folgen. Anleitungen und Übungen zur Selbsterfahrung.* Reinbeck bei Hamburg: Rowohlt.

## Interessante Internetadressen

**Institut für Emotionsfokussierte Therapie:**
↗ http://www.emotions-fokussierte-therapie.de

**Internationale Gesellschaft für Emotionsfokussierte Therapie:**
↗ http://www.iseft.org

**Arbeitsgemeinschaft Humanistische Psychotherapie:** ↗ http://www.aghpt.de

Auf ↗ https://www.youtube.com/watch?v=SJOjpprbfeE können Sie den charmanten und dabei informativen Film „Alfred & Shadow" über Emotionen sehen.

# Index


**A**

Achtsamkeit 24, 81
Aktivierung, emotionale 53, 62
Akzeptanz 22, 72, 78
Allianz, therapeutische 20, 22, 43, 51, 55, 71, 72, 76, 80, 89, 90, 97
Aufgaben 38, 66, 67, 93, 97

**B**

Bedürfnisse 39, 42, 45, 47, 69, 84, 89, 95, 165
Bestätigen, empathisches 43, 97, 101, 103, 125
Bewusst
 -heit 24, 89, 90, 140
 -sein 24, 154, 155, 162
Beziehungserfahrung, korrigierende 32, 50, 51, 56, 71, 97, 126

**D**

*Damasio, Antonio* 30
Dysfunktion, schemagebundene 37, 39, 40, 41, 42

**E**

Emotionen 28, 44, 57, 95
 instrumentelle 44, 47, 49
 primär adaptive 44, 45, 48
 primär maladaptive 44, 46, 48
 sekundär reaktive 44, 47, 49
Emotionsregulation 37, 40, 41
Empathie 22, 27, 51, 71, 72, 99
Erlebenstiefe 50, 65
Erschließen, evokatives 90, 93, 96, 98, 120, 125, 128, 146
Erschließen, systematisches evokatives 117, 120
Experiencing 23, 26, 98, 110
Exploration, empathische 101, 105, 111, 120, 123, 124

**F**

Felt Sense 23, 30, 36, 38, 69, 84, 96, 98, 110, 113, 114, 115, 116
Felt Shift 114, 115, 116
Focusing 20, 23, 66, 90, 110, 111, 112, 115, 120

**G**

Ganzheit 25, 26
*Geller, S.* 72, 74
*Gendlin, Eugene T.* 23, 98
*Goodman, P.* 24
*Greenberg, Leslie Samuel* 19, 25, 72, 74

**H**

*Hefferline, Ralph F.* 24

**I**

Invalidierung 32, 34, 41, 44, 51, 59, 81

**J**

*Johnson, Sue* 19

**K**

Kernschmerz 46, 47
Kongruenz 22, 51, 72
 In- 22, 56
Konstruktivismus, Dialektischer 35, 36, 39, 50, 65
Kontraindikation 141, 167

**L**

Leerer-Stuhl-Dialog 43, 67, 98, 142, 145, 150

**M**

Marker 26, 95, 96, 111, 119, 133, 146
 change marker 92
 Makro- 66, 93
 Mikro- 95, 97, 126, 153
 problem marker 92
 somatischer 30, 31, 36, 84, 98, 110
 transition marker 92
Mikroprozesse 52, 66, 163

**N**
Narrative 26, 36, 50, 65, 91, 92, 94
Neohumanismus 25, 67

**P**
Passfragen 101, 105, 106
*Perls, Fritz* 24, 98
*Perls, Lore* 24, 98
Präsenz 72, 73, 74, 76, 78, 101
Produktivität, emotionale 26, 52
Psychotherapie
  Gesprächs- 20, 21
  Gestalt- 20, 24
  Humanistische 20, 21, 71
  Körper- 20
  Personzentrierte 20

**R**
Rationale 164
Reflexion 50
Resilienz 29, 33, 130, 137, 152
*Rogers, Carl Ransom* 19, 21, 98

**S**
Schema 118
Schemata 30, 33, 35, 53, 84, 89, 118, 124, 164
  adaptive 31
  dysfunktionale 32, 118, 143
  maladaptive 31, 33, 41, 42, 44, 67
Schmerzkompass 65
Selbst
  -aktualisierung 24
  -Andere 95, 98
  -anteile 80
  -beruhigung 97, 158, 160, 161
  -bestimmung 26
  -bild 39
  -erleben 30, 31, 45, 141
  -konzept 20
  -mitgefühl 73
  -öffnung 79, 80, 81
  -Selbst 95
Selbstunterbrechung 95, 96, 156
  harte 152, 155
  weiche 151
Spaltung, konflikthafte 98, 129, 130
Spiegeln
  empathisches 102, 126
  evokatives 101, 108
Stuhl-Dialoge 24, 43, 51, 66, 67, 98, 129
Symbolisierung 36, 53, 84, 114

**T**
Transformation 51, 67
Traumata
  Big-T- 32, 41
  Small-t- 32, 41

**U**
Unfinished Business 24, 59, 67, 96, 120, 138, 142, 143, 145, 146

**V**
Verarbeitung, emotionale 54, 63
  Agency 58, 59, 140
  Akzeptanz 54, 58
  Aufmerksamkeit 54
  Differenzierung 54, 59
  Kongruenz 54, 56
  Regulation 54
  Symbolisierung 54
Vermuten, empathisches 43, 66, 101, 108
Verstehen, empathisches 101

**W**
Wachstum 20, 22, 27, 74
Wachstumstendenz 20
Werte 89
Wertschätzung 22, 27, 72
Wirksamkeit 26, 56, 73, 81
Wissen
  explizites 120
  implizites 120

**Z**
Ziele 66, 96
Zurückfokussieren, empathisches 101, 109, 152
Zwei-Stuhl-Dialog 51, 67, 129, 133, 140, 141